COMPUTERSUCHT
Was Eltern tun können

Hilfe für Eltern, Lehrer, Pädagogen

herausgegeben von Petra Buchwald

Christoph Möller
Vanessa Glaschke

COMPUTERSUCHT
Was Eltern tun können

Ferdinand Schöningh

Bibliografische Information der Deutschen Nationalbibliothek

Die Deutsche Nationalbibliothek verzeichnet diese Publikation in der Deutschen Nationalbibliografie; detaillierte bibliografische Daten sind im Internet über http://dnb.d-nb.de abrufbar.

Alle Rechte vorbehalten. Dieses Werk sowie einzelne Teile desselben sind urheberrechtlich geschützt. Jede Verwertung in anderen als den gesetzlich zugelassenen Fällen ist ohne vorherige schriftliche Zustimmung des Verlags nicht zulässig.

© 2013 Ferdinand Schöningh, Paderborn
(Verlag Ferdinand Schöningh GmbH & Co. KG, Jühenplatz 1, D-33098 Paderborn)

Internet: www.schoeningh.de

Kapitelfotos: 1. ©lassedesignen: Screen Head; 2. ©Mumpik: Kind am Computer;
3. ©Shestakoff: Girl with notebook; 4. ©Fotostudio Henke, Salzkotten;
5. ©peppi18: Rettungsring; 6. ©.shock: happy kids group have fun in nature
Layout, Illustration: zankorama.com, Berlin
Einbandgestaltung: Anna Braungart, Tübingen
Printed in Germany
Herstellung: Ferdinand Schöningh GmbH & Co. KG, Paderborn

ISBN 978-3-506-77683-9

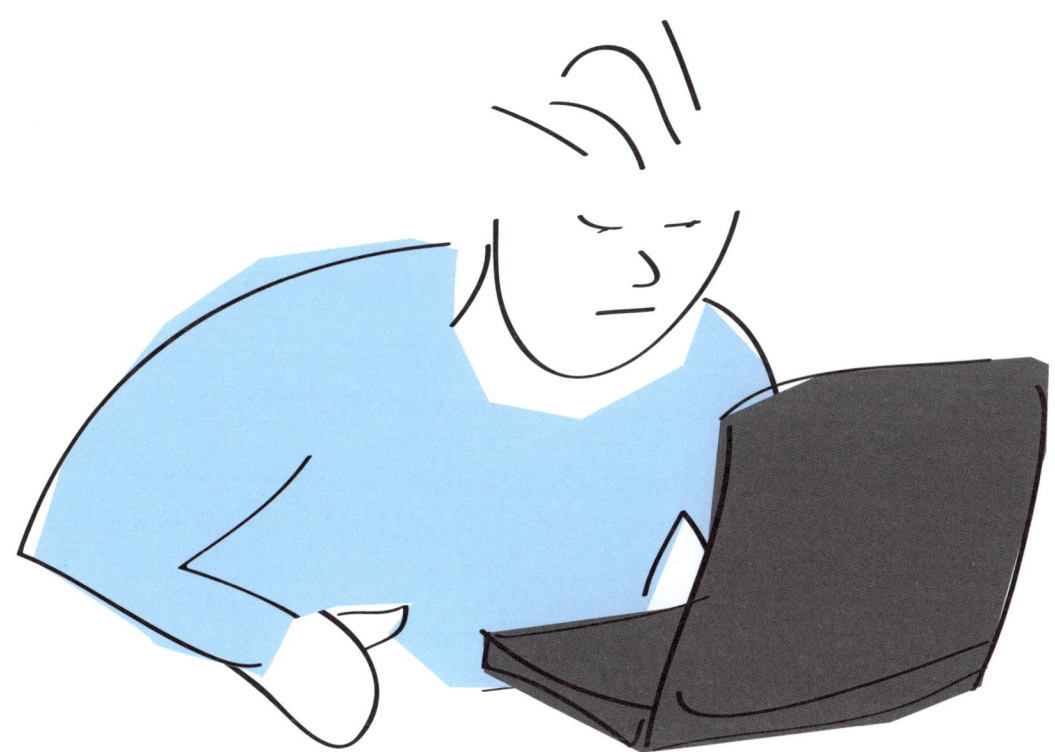

Inhalt

Einleitung	8
Kinder und Jugendliche in der Welt der Medien	11
Wie das Internet und die neuen Medien unser Freizeit- und Konsumverhalten verändern	12
Mediennutzung von Kindern (bis 12 Jahre)	16
Mediennutzung von Jugendlichen (13 – 19 Jahre)	20
Auswirkungen von Bildschirmmedienkonsum	25
Gehirnentwicklung – Die richtige Förderung von Anfang an	26
Machen Bildschirmmedien dumm? – Bildschirmmedien und Schulleistung	30
Machen Bildschirmmedien dick? – Bildschirmmedien und körperliche Gesundheit	38
Machen Bildschirmmedien aggressiv? – Bildschirmmedien und soziales Verhalten	41
Wenn Computerspiele und Internet süchtig machen	45
Die Faszination von PC-Spielen und Internet	46
Computerspiel- und Chatsucht	50
Schaff ich es oder schaff ich es nicht? – Glücksspielelemente in Computerspielen	56
Flucht aus dem Alltag – Probleme mit Computerspielen und Chats verdrängen	60

Inhalt

Gefahren des World Wide Web — 69

Gewalthaltige und pornografische Inhalte — 70
„Da passiert schon nichts!" – Der Umgang mit persönlichen Daten — 73
Cyber-Mobbing – Demütigung und Angriffe aus dem Internet — 75

Hilfe für mediensüchtige Kinder und Jugendliche — 83

Wenn es nicht mehr zum Aushalten ist – Verhärtete Fronten — 84
Ausgangssituation: Mediensucht – Vorstellung der Therapiestation ‚Teen Spirit Island' — 89

Erziehung zur Medienmündigkeit — 95

Kinder brauchen Beziehung — 95
Die Wichtigkeit von Selbstkontrolle und Verantwortungsübernahme — 96
Hilfe, die Pubertät! – Wie Eltern ihre ‚Großen' verstehen können und mit ihnen im Kontakt bleiben — 107

Literaturverzeichnis — 113

Einleitung

Immer wieder taucht das Thema ‚Computersucht' in den Medien auf und wird von Wissenschaftlern in Talkshows, Büchern und Zeitungsartikeln diskutiert. Gehirnforscher und Pädagogen setzen sich mit dem Bereich ‚Mediennutzung im Kindes- und Jugendalter' auseinander und wägen das Für und Wider ab.

Dabei gehen die Meinungen stark auseinander. Für die einen ist ein früher Kontakt mit Medien die beste Voraussetzung für Kinder, im späteren beruflichen Leben auf diesem Gebiet nicht hinterherzuhinken. Medienkompetenz ist hier das Schlagwort, was in diesem Sinne bedeutet, Kinder früh insbesondere mit Computer und Internet spielen, lernen, schreiben, surfen etc. zu lassen. Auf der anderen Seite stehen die Vertreter, die dem rasanten Anstieg der Geräte in den einzelnen Haushalten und insbesondere in den Kinder- und Jugendzimmern mit Besorgnis entgegensehen. Manche sehen in den sogenannten ‚Ballerspielen' die Begründung für jugendliche Amokläufe. Eine Verrohung der Jugend und ein Abstumpfen unserer Kinder werden prognostiziert.

Aber welchen Einfluss haben die Medien auf die Entwicklung unserer Kinder? Ist ein früher Umgang gut? Machen Computerspiele süchtig? Und wird aus jedem Spieler eines Ego-Shooters ein Amokläufer?

Ziel dieses Heftes:

Der Ratgeber möchte Ihnen als Eltern Antworten auf diese vielen verschiedenen Fragen geben, die Sie sicherlich beunruhigen, sobald das Thema in den Nachrichten oder beim Elternabend im Kindergarten oder in der Schule auftaucht.

Bildschirmmedien sind aus unserer Welt und auch aus der unserer Kinder nicht mehr wegzudenken. Vorrangiges Ziel ist es deshalb, Kinder vor allem zu medienmündigen Nutzern zu erziehen und sie vor Gefahren zu schützen. Dafür sind ein kritischer Umgang mit den Bildschirmmedien, den Ihr Kind durch Sie lernen muss, und eine Begleitung auf dem Weg zur Medienmündigkeit für Kinder absolut notwendig.

Das Heft ist wie folgt gegliedert:

HELP zeigt Ihnen auf der einen Seite die Gefahren eines exzessiven Medienkonsums auf:

Ja, Bildschirmmedien können süchtig machen, Übergewicht begünstigen, schlechte Schulleistungen ebenso hervorbringen wie aggressives Verhalten. Aber auf der anderen Seite dürfen der familiäre Alltag und die psychische Entwicklung des Kindes nicht außer Acht gelassen werden. Eltern sind als Vorbild maßgeblich daran beteiligt, wie und über welche Zeitspanne Kinder Bildschirmmedien nutzen.

Gründe für die Entstehung einer Computerspiel- oder Internetsucht gibt es verschiedene.

HELP zeigt Ihnen nicht nur, wie Sie einer solchen Entwicklung entgegenwirken können und woran Sie einen problematischen Umgang erkennen, sondern möchte Sie als Eltern auch dafür sensibilisieren, warum Kinder von Bildschirmmedien fasziniert sind und diese sich besonders gut dafür eignen, tiefer gehende Probleme zu verdrängen.

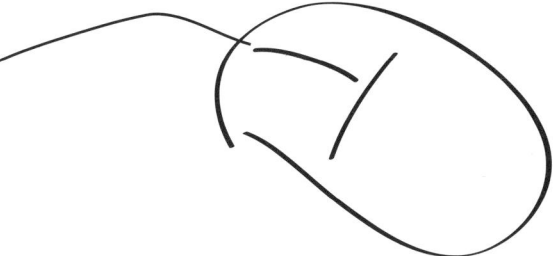

Neben der Suchtthematik wird eine Bandbreite an weiteren Gefahren, die in einem unkritischen Medienumgang liegen, besprochen, z. B. Cyber-Mobbing und Datenschutz. Als Eltern sollten Sie diese Problemfelder ebenfalls kennen, denn nur wenn Sie Bescheid wissen, können Sie Ihrem Kind ein gutes Vorbild sein, es schützen und wissen, wovon es spricht, wenn es sich Musik downloaded, im Internet surft oder sich ein Profil in einem sozialen Netzwerk anlegt.

HELP zeigt Ihnen aber nicht nur, was Sie bei Ihrem Kind in Bezug auf einen ‚guten' Medienumgang beachten sollten, sondern gibt Ihnen im letzten Kapitel konkrete Ratschläge für eine Erziehung zur Medienmündigkeit für das Kleinkindalter bis zur Pubertät.

Sorgen Sie als Eltern dafür, dass aus Ihrem Kind ein selbstbewusster Erwachsener wird, der sich nicht in virtuelle Welten zurückziehen muss – HELP möchte Sie auf diesem Weg begleiten.

Kinder und Jugendliche in der Welt der Medien

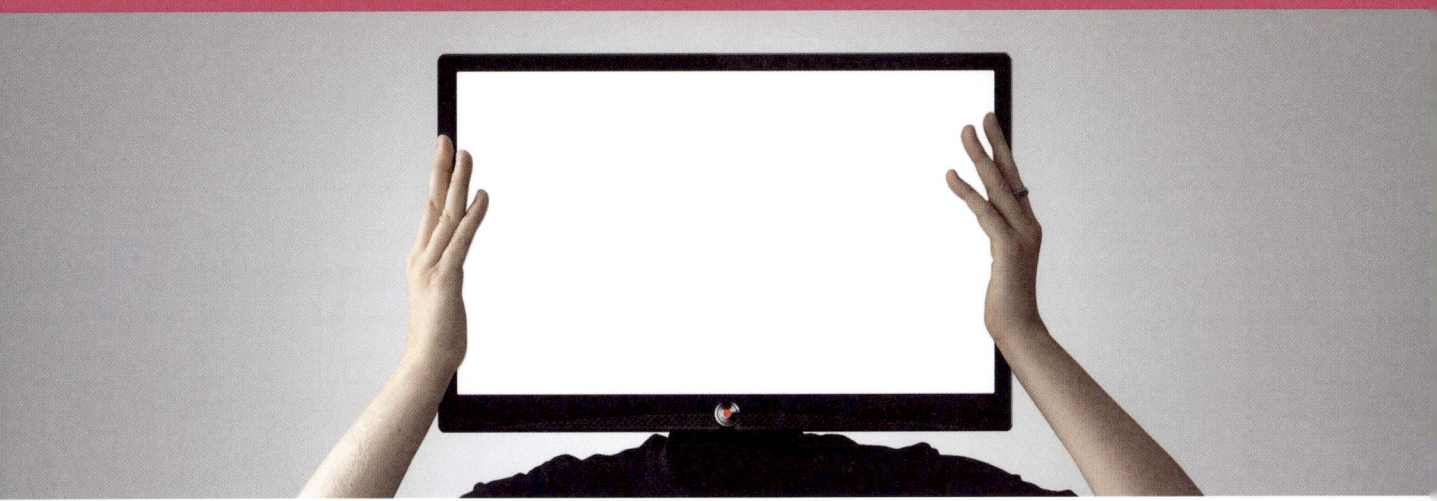

Internet

Wie das Internet und die neuen Medien unser Freizeit- und Konsumverhalten verändern

Internet Fragen Sie sich das nicht auch manchmal, wie wir früher noch ganz ohne Internet ausgekommen und vor allem zurechtgekommen sind? Wir buchen heute unseren Urlaub im Internet (laut einer BITKOM-Umfrage buchten 13 Millionen Deutsche 2010 ihren Sommerurlaub im Internet), ersteigern und verkaufen dort Produkte wie Bücher, Kleidung und Elektrogeräte.

Ging man früher noch in eine Videothek oder in einen Buchladen, so ist heute für viele das Internet erste Anlauf- und Verkaufsstelle. Dabei ist das Internet nicht nur Handelsplatz, sondern auch Informations- und Vergleichsquelle.

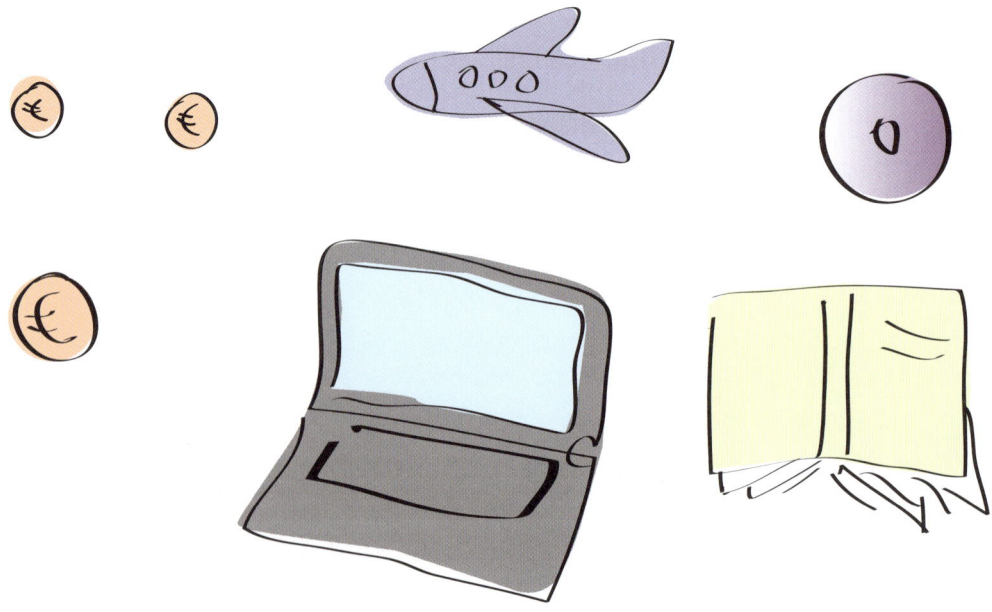

Neue Medien und Freizeitverhalten

Das Internet ist Handelsplatz, Informationsquelle, Kommunikationsplattform und Unterhaltungsmedium zugleich.

Und es ist kein Ende in Sicht: Die Medien werden immer weiter entwickelt und neue Funktionsweisen kommen hinzu. Auch die tragbaren Varianten werden immer vielseitiger: Mit Tablet-PCs können wir bequem von unterwegs ins Internet, und Handys haben sich zu Smartphones weiterentwickelt, mit denen wir zwar immer noch telefonieren, aber auch fotografieren, Musik hören und im Netz surfen.

neue Medien

Unsere Kommunikation mit Freunden und Bekannten hat sich durch die Erfindung des Internets ebenfalls verändert. Dank E-Mails und Chats können Nachrichten ohne lange Übermittlungsdauer direkt an den Empfänger geschickt werden. Ganz besonders hat sich unser Kommunikationsverhalten aber durch soziale Netzwerke verändert.

tragbare Multifunktionsgeräte

74 % der Internetnutzer in Deutschland sind bei sozialen Netzwerken angemeldet und zwei Drittel nutzen sie aktiv.

Das 1 x 1 der Internetsprache – Damit Sie wissen, wovon Ihr Kind spricht

User: *engl. für Benutzer, also Internetnutzer*

Surfen: *Die Bezeichnung für das Betrachten verschiedener Webseiten.*

(Downloaden) Herunterladen/(Uploaden) Hochladen: *Daten aus dem Internet auf den Computer laden/Daten vom Computer auf einen Internetserver laden, z. B. ein Foto auf Facebook*

Bezeichnungen für das Internet: *Netz, WWW, World Wide Web oder kurz Web*

Neue Medien: *Unter neuen Medien versteht man im engeren Sinne den Informationsaustausch im Internet sowie die interaktive Verbindung unterschiedlicher Inhalte wie Bild, Ton und Text.*

Kinder und Jugendliche in der Welt der Medien

Soziale Netzwerke

Facebook & Co.: *Internetseiten, auf denen man sich anmeldet und jeder ein eigenes Profil bekommt, das er nach seinen Vorstellungen gestalten kann.*

Profil: *Das Profil ist die persönliche Internetidentität eines Users in einem sozialen Netzwerk. Über die Profilseite können andere eine Art Steckbrief des Users einsehen, in dem er seinen Namen, sein Alter, seine Hobbys etc. bekannt gibt.*

Freundschaften schließen: *Die einzelnen Benutzer verbinden sich mit anderen, indem sie jemanden über seinen Namen suchen und ihm per Mausklick die ‚Freundschaft' anbieten. Nun können sich befreundete User Nachrichten schicken und Details des Profils sehen, die Nicht-Freunden durch Einstellungsmöglichkeiten verborgen werden können. Mit jeder geschlossenen Freundschaft erhöht sich die Zahl der ‚Freunde'; besonders bei Jugendlichen gilt es, so viele ‚Freunde' wie möglich zu haben.*

Pinnwand: *Auf die Pinnwand können kurze Kommentare und Grüße geschrieben werden. Meist sind diese Nachrichten nicht so persönlich und können auch von anderen Freunden und zum Teil auch Nicht-Freunden gelesen werden.*

Posten: *Die Bezeichnung für das Veröffentlichen von Kommentaren auf anderen oder eigenen Profilen oder auch auf anderen Internetseiten, z. B. Blogs (Seiten mit ständig erweiterten Beiträgen).*

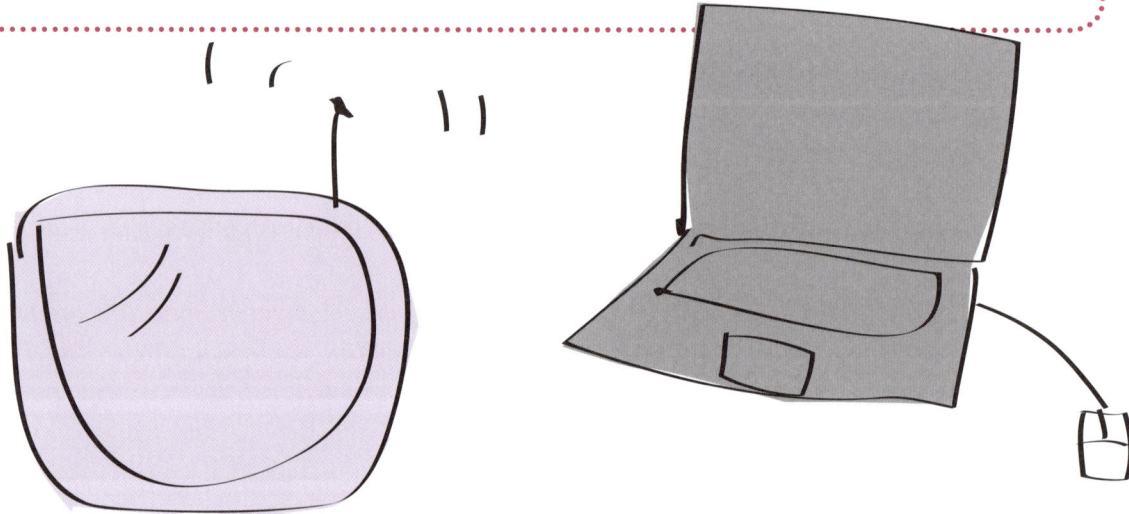

Neue Medien und Freizeitverhalten

Auf Facebook, Stayfriends und StudiVZ bzw. SchülerVZ, den beliebtesten sozialen Netzwerken, können die Internetnutzer ein Profil über sich anlegen, ihre Hobbys posten, Freunde finden, Fotos hochladen, Nachrichten verfassen und an Freunde schicken.

Die neuen Medien zeichnet heute besonders ihre Interaktivität aus. Nicht nur, dass die Internetnutzer auf andere Weise miteinander kommunizieren. Vielmehr hat jeder die Möglichkeit, das Internet mitzugestalten. Eigene Homepages können entworfen und in Foren und Blogs kann sich über ein Thema ausgetauscht werden. Auch Videos kann jeder ins Netz hochladen und für die Netzgemeinschaft zugänglich machen (z. B. bei YouTube).

Interaktivität

All diese Veränderungen im Bereich der Medien beeinflussen unseren Alltag, unsere Art der Kommunikation und unser Freizeitverhalten. Aber nicht nur wir Erwachsenen sind von diesem Wandel betroffen. Sie werden sicherlich festgestellt haben, das Internet & Co. einen besonderen Reiz auf Ihr Kind ausüben. Oft staunen wir darüber, wie geschickt die Kleinen mit der Computermaus umgehen oder wie flink sie eine SMS tippen. Das ist ja auch kein Wunder, denn Kinder wachsen heutzutage mit einer Vielzahl von Medien auf!

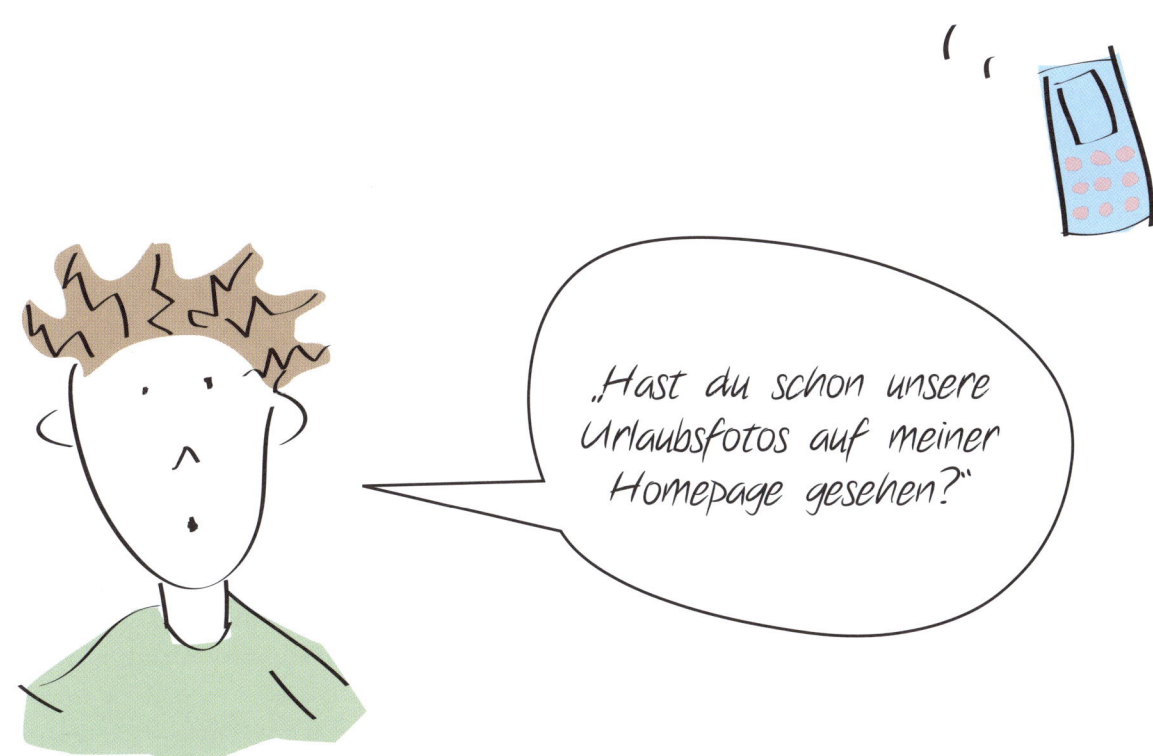

„Hast du schon unsere Urlaubsfotos auf meiner Homepage gesehen?"

Mediennutzung von Kindern (bis 12 Jahre)

In immer mehr Haushalten nimmt die Ausstattung mit den verschiedenen Medien zu. Als Eltern sind in erster Linie Sie dafür verantwortlich, mit welchen Medien Sie Ihr Kind aufwachsen lassen.

Vorschulalter

Der Medienkonsum beginnt oft bereits im Kleinkindalter. Dabei ist der Fernseher das erste Gerät, mit dem Kinder schon mit 2 Jahren, in manchen Fällen sogar noch früher, täglich in Berührung kommen. Die tägliche Fernsehzeit erhöht sich bis zum Grundschulalter auf knapp eine Stunde. Diese Zeit fehlt Kindern für realweltliche Erfahrungen, die für eine gesunde Entwicklung aber notwendig sind. Besonders im Kleinkindalter sind basale Sinneserfahrungen wichtig.

Bildschirmmedien sind im Vorschulalter in keiner Weise entwicklungsfördernd!

Medien im Kinderzimmer

Der tägliche Konsum im Vorschulalter führt dazu, dass Kinder die Mediennutzung als zum Alltag gehörende Beschäftigung erfahren, die Nutzungszeiten immer länger werden und mit dem Heranwachsen das Hinzukommen weiterer Geräte selbstverständlich wird, was die mediale Ausstattung von Kinderzimmern zeigt. Zu der Standardausstattung vieler Kinder- und Jugendzimmer gehören ein Fernseher, eine Spielkonsole sowie ein Gameboy. Hinzugekommen ist heutzutage der Besitz eines Handys, das Kinder vor zehn Jahren noch eher selten besaßen.

Steigende, allgegenwärtige Medienausstattung verändert das Freizeitverhalten Ihres Kindes. Uneingeschränkter Zugang zu Medien, besonders im Kinderzimmer, birgt die Gefahr, dass Sie als Eltern weniger über die tatsächliche Fernseh- oder Konsolenspielzeit Bescheid wissen.

Gerätebesitz von Kindern im eigenen Zimmer (KIM-Studie)

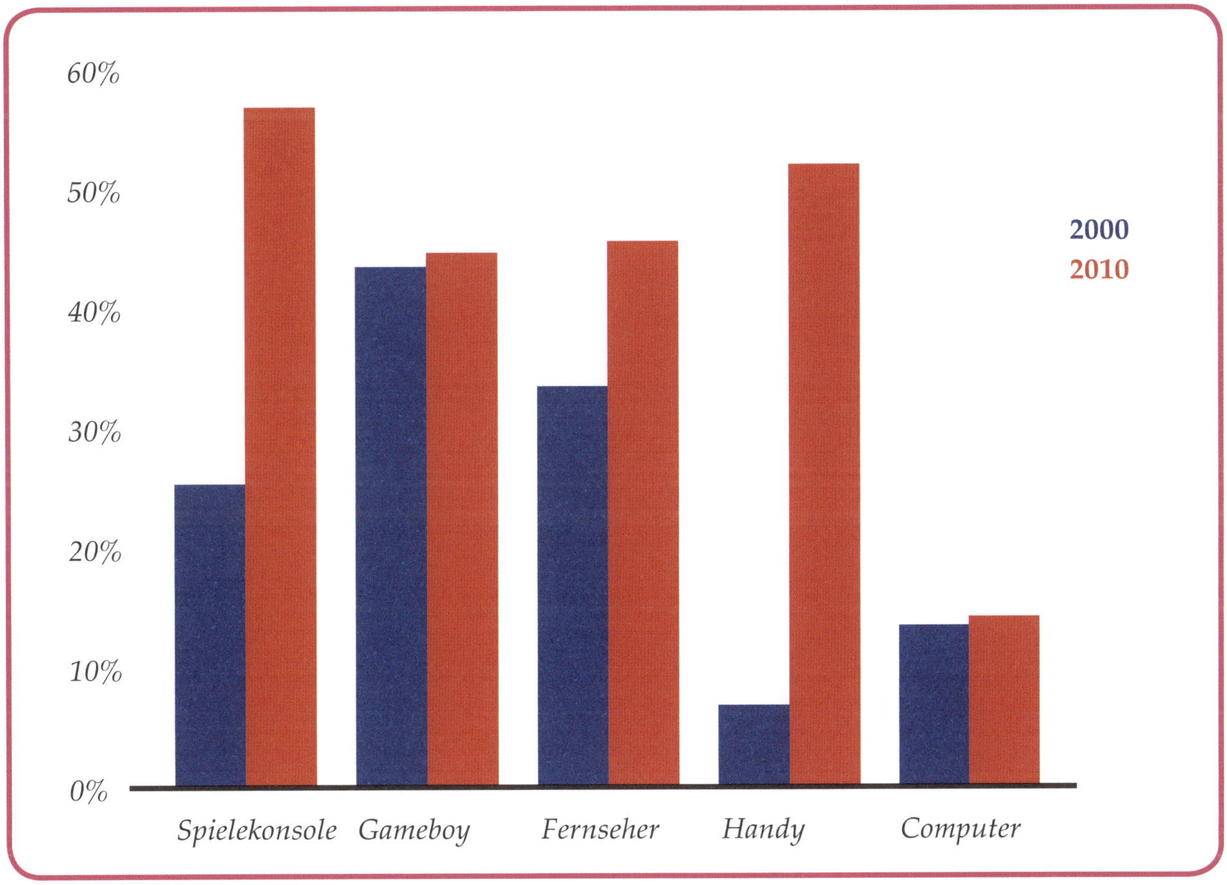

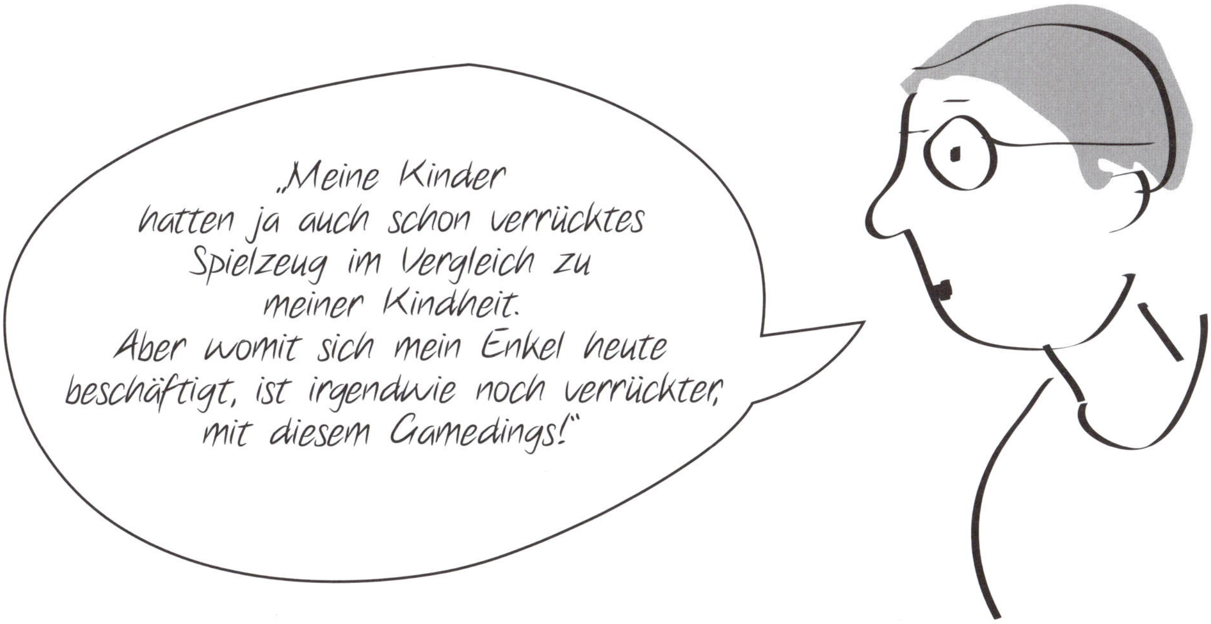

Gerät	2000	2010
Spielekonsole	26%	57%
Gameboy	44%	45%
Fernseher	34%	46%
Handy	7%	53%
Computer	14%	15%

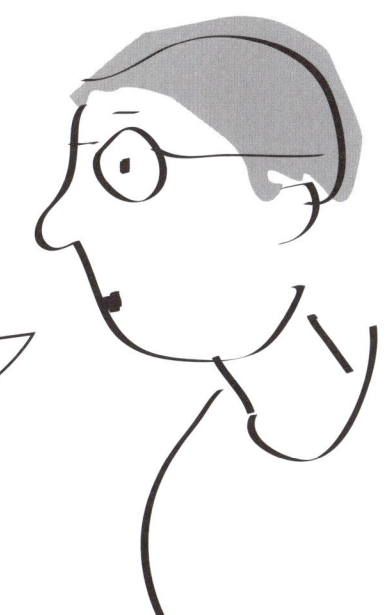

„Meine Kinder hatten ja auch schon verrücktes Spielzeug im Vergleich zu meiner Kindheit. Aber womit sich mein Enkel heute beschäftigt, ist irgendwie noch verrückter, mit diesem Gamedings!"

Freizeit-beschäftigungen

Schaut man sich das tägliche Freizeitverhalten von Schulkindern an, fällt auf, dass die meisten von ihnen fernsehen, sich mit Freunden treffen und spielen. Einhergehend mit der Verbreitung des Internets und des Handys beschäftigen sich Kinder heute auch mit diesen Medien täglich. Dabei übt das Handy im Vergleich zum Internet auf Kinder eine größere Anziehungskraft aus. Das zeigt sich sowohl an der eigenen Ausstattung des Kinderzimmers, in dem eher selten ein Computer und damit auch selten ein Internetanschluss vorkommt, als auch im täglichen Umgang. Mit dem Handy beschäftigen sich Kinder täglich mehr als mit Sport, Computer/Konsolen und Büchern.

Tägliche Freizeitbeschäftigungen von Kindern (KIM-Studie)

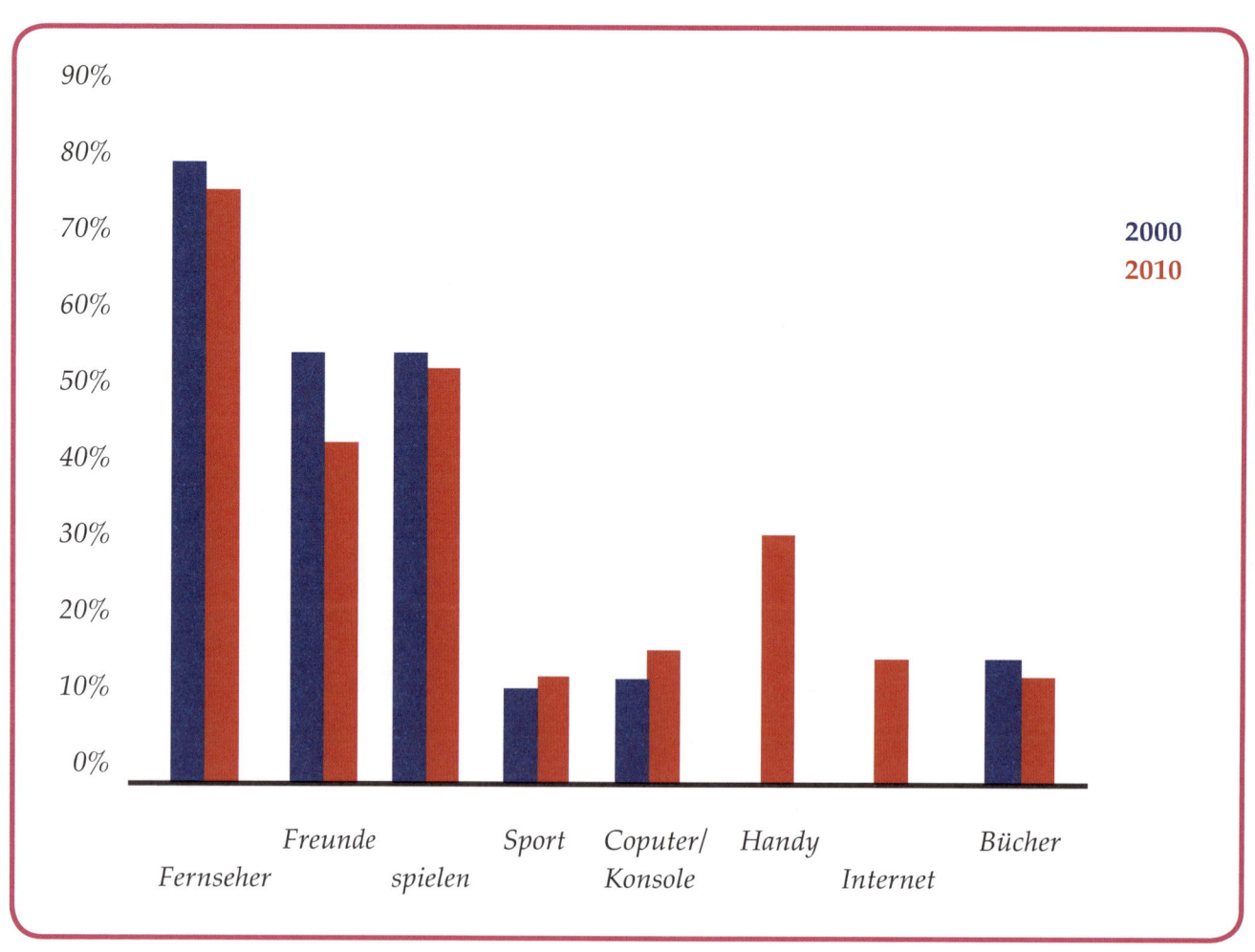

Mediennutzung von Kindern

Computernutzung

Je älter Kinder werden, desto mehr nimmt die Nutzungszeit der einzelnen Medien zu. Neben dem Fernseher, der von Kindern im Alter von 6 bis 12 Jahren täglich am häufigsten genutzt wird, rückt die Beschäftigung am meist elterlichen PC immer mehr ins Interessenfeld. Mit zunehmendem Alter werden der Computer, das Internet sowie Computer- und Konsolenspiele immer mehr verwendet. Ein deutlicher Unterschied zeigt sich dabei in der Art der Nutzung des Computers: Während Mädchen im Vergleich zu Jungen eher für die Schule arbeiten und Texte verfassen, spielen Jungen deutlich häufiger als Mädchen (KIM-Studie 2010: 54 % der Mädchen spielen am Computer im Vergleich zu 71 % der Jungen.)

Computernutzung von Jungen und Mädchen mind. 1x in der Woche (KIM-Studie 2010)

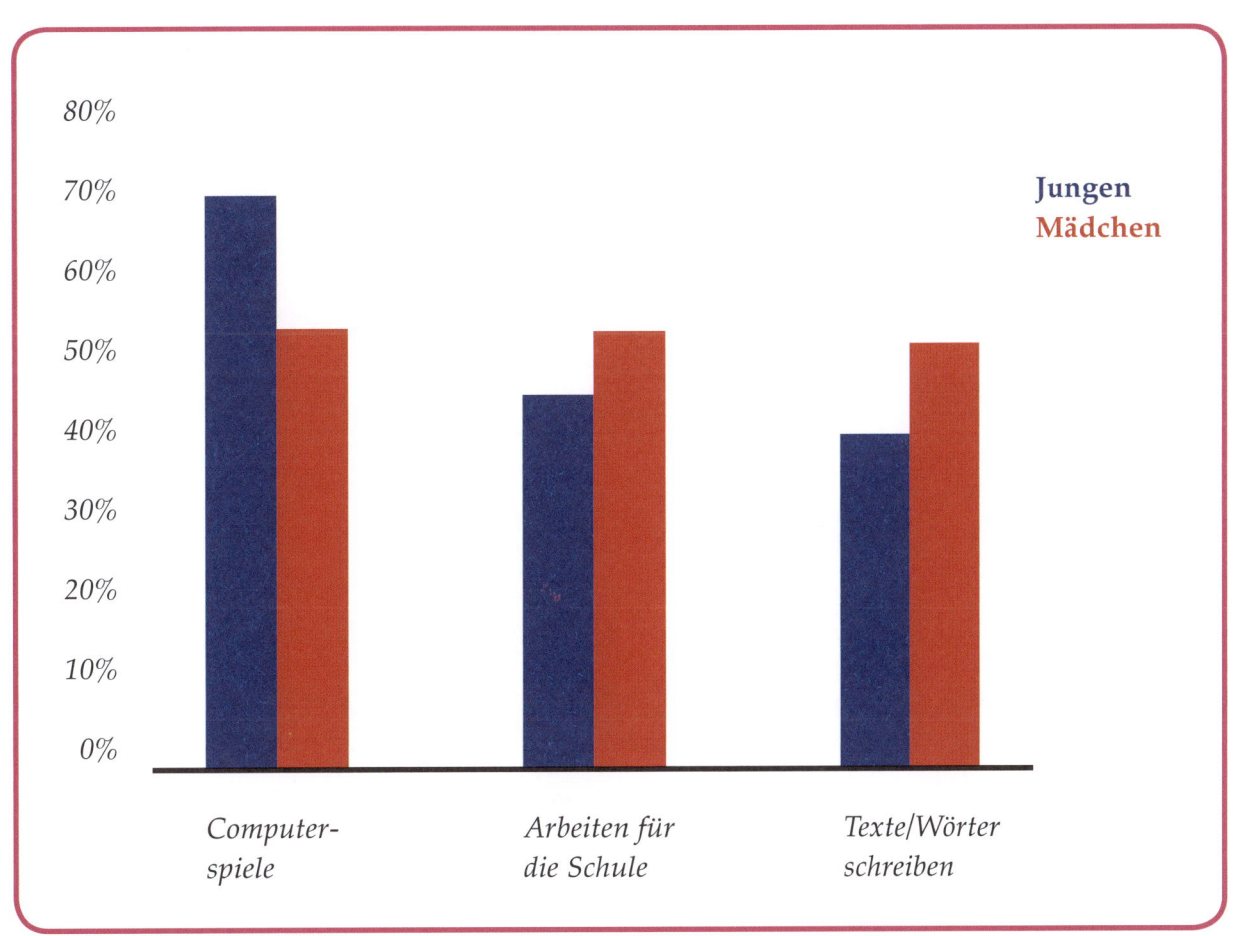

Mediennutzung von Jugendlichen (13 – 19 Jahre)

Die in der Kindheit begonnene Medienausstattung sowie das mediale Freizeitverhalten werden im Jugendalter weiter fortgeführt, das heißt Jugendzimmer sind noch mehr mit Bildschirmmedien ausgestattet als Kinderzimmer.

Gerätebesitz von Jugendlichen in den eigenen Zimmern (JIM-Studie)

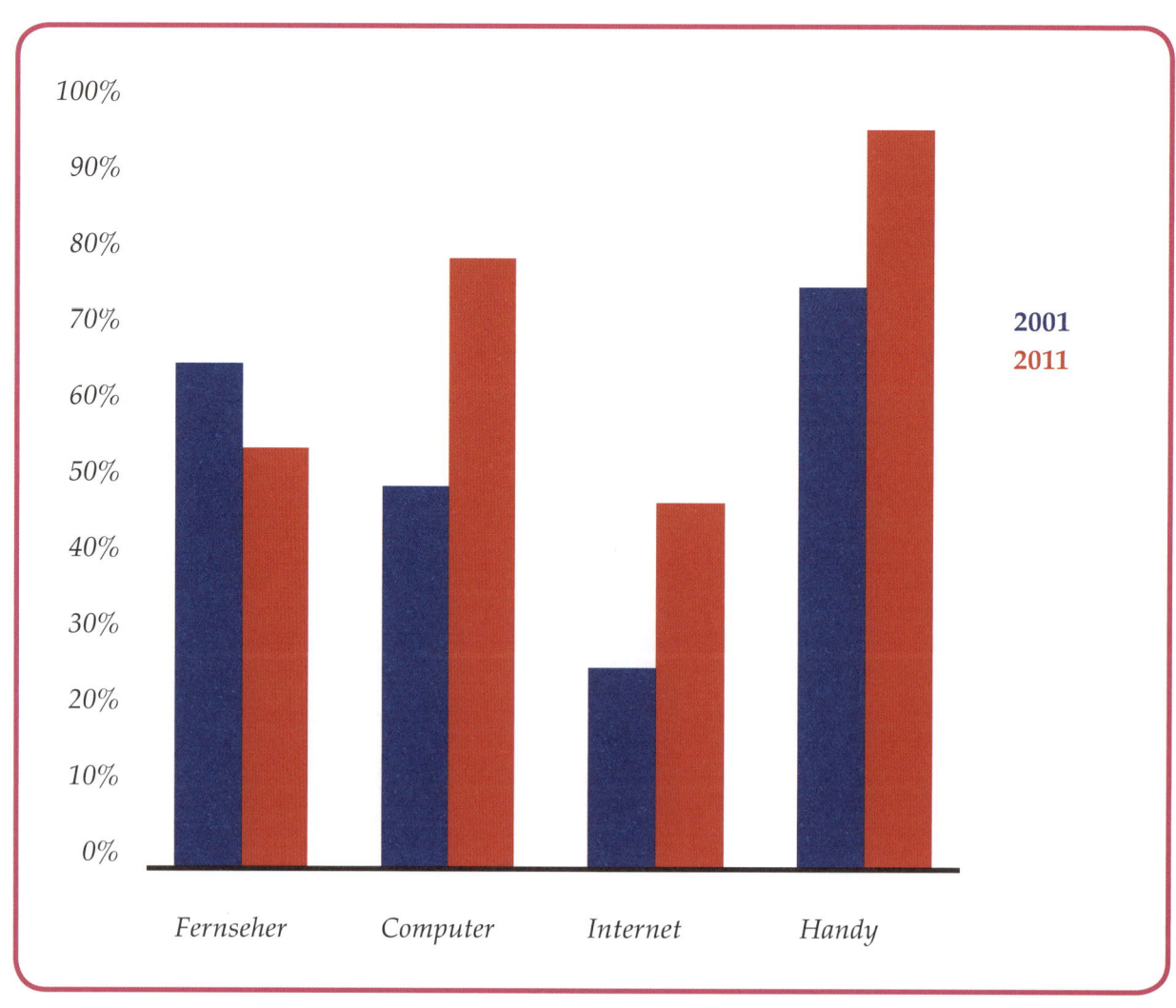

Mediennutzung von Jugendlichen

Die deutlichste Veränderung in der Ausstattung vom Kinder- zum Jugendzimmer ist das Hinzukommen eines PCs mit Internetanschluss. Diese Medien besitzen Jugendliche heute auch wesentlich öfter als noch vor zehn Jahren. Auch der Besitz von Handys hat stark zugenommen. Und nicht nur, dass die heutige Jugend besser als jemals zuvor mit Medien ausgestattet ist – für sie ist ein Leben ohne Medien kaum denkbar.

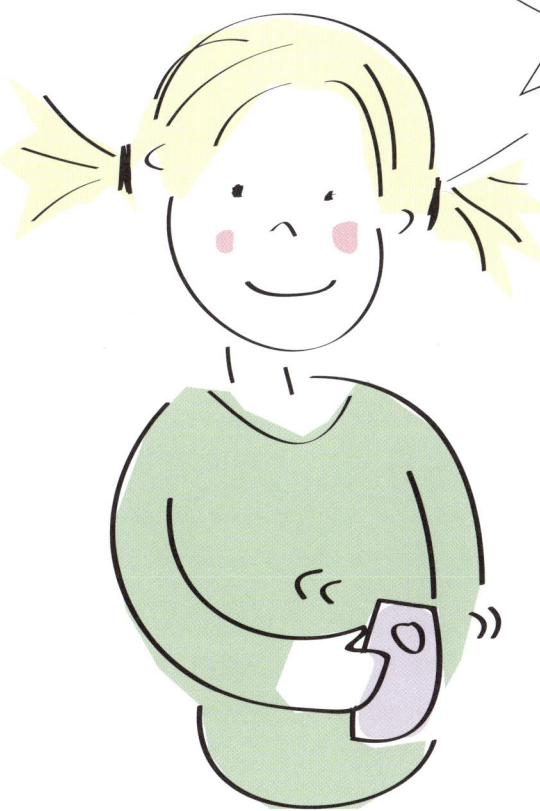

„Hey Anna, kennst du schon diese neue Seite im Netz? Die ist einfach super! HDL"

Kinder und Jugendliche in der Welt der Medien

World Wide Web

Das beliebteste Gerät bei Jugendlichen ist derzeit das Handy bzw. das Smartphone, das in seiner Funktionalität (surfen, E-Mails verschicken, Videos ansehen, Spiele, Musik hören etc.) einem Computer gleichkommt. Neben dem Handy benutzen Jugendliche aber auch täglich das Internet via Computer, um zu surfen, ihre sozialen Netzwerke zu pflegen, zu chatten, Informationen zu beschaffen oder Filme und Videos zu sehen.

Kommunikation

Gemäß den typischen Merkmalen der Pubertät, in der sich Jugendliche von den Erwachsenen abgrenzen und der Kontakt zu Freunden immer wichtiger wird, nutzen Jugendliche das Internet in erster Linie für ihre kommunikativen Zwecke. Anders als für viele Erwachsene ist es für sie keineswegs befremdlich, via Chat oder E-Mails mit Freunden in Kontakt zu treten. Ein Unterschied zu der Kommunikation per SMS, Chat oder Mail von Erwachsenen zeigt sich auch darin, dass Jugendlichen spezielle Symbole, sogenannte Emoticons (**Emot**ion + **Icon** = Symbol), verwenden, und auch eine eigenen Internetsprache benutzen, die viele Erwachsene ohne Übersetzung nur schwer verstehen.

Auszug aus einem Chat

Honey: *hey hast du das heute in mathe mitbekommen? rofl (= rolling over floor laughing = Ich roll' mich lachend auf dem Boden)*
Glücksbärchen: *yo, lol (= laughing out loud = Ich lache laut)! hast du englisch schon gemacht?*
Honey: *ja*
Glücksbärchen: *cool, kann ich das von dir abschreiben?*
Honey: *np! ^^ (= no problem = kein Problem, und Smiley im japanischen Zeichenstil)*
Glücksbärchen: *thx (= thanks = Danke)! muss ins bett. gn8 hdl (= Gute Nacht, hab dich lieb)*
Honey: *gn8*

Mediennutzung von Jugendlichen

Auch der geschlechterspezifische Unterschied in der Nutzung der Medien bleibt im Jugendalter gleich. Während Mädchen häufiger und länger telefonieren, mehr SMS schreiben, mit Freunden chatten, sowie ihr Profil in sozialen Netzwerken pflegen, nutzen Jungen den Computer und das Internet wesentlich häufiger, um zu spielen. 52 % der Jungen, aber nur 15 % der Mädchen spielen täglich oder mehrmals in der Woche am Computer, und auch im Internet beschäftigen sich Jungen mehr mit Spielen (56 % zu 40 %). Besonders im Alter zwischen 12 und 16 Jahren gehört für Jungen das Spielen am Computer quasi zum Alltag dazu.

Emoticons

:) sich freuen

;) zwinkern

:* Kuss

:P Zunge zeigen

:´(weinen

Freizeitbeschäftigungen von Mädchen und Jungen im Tagesdurchschnitt in Minuten (JIM-Studie 2011)

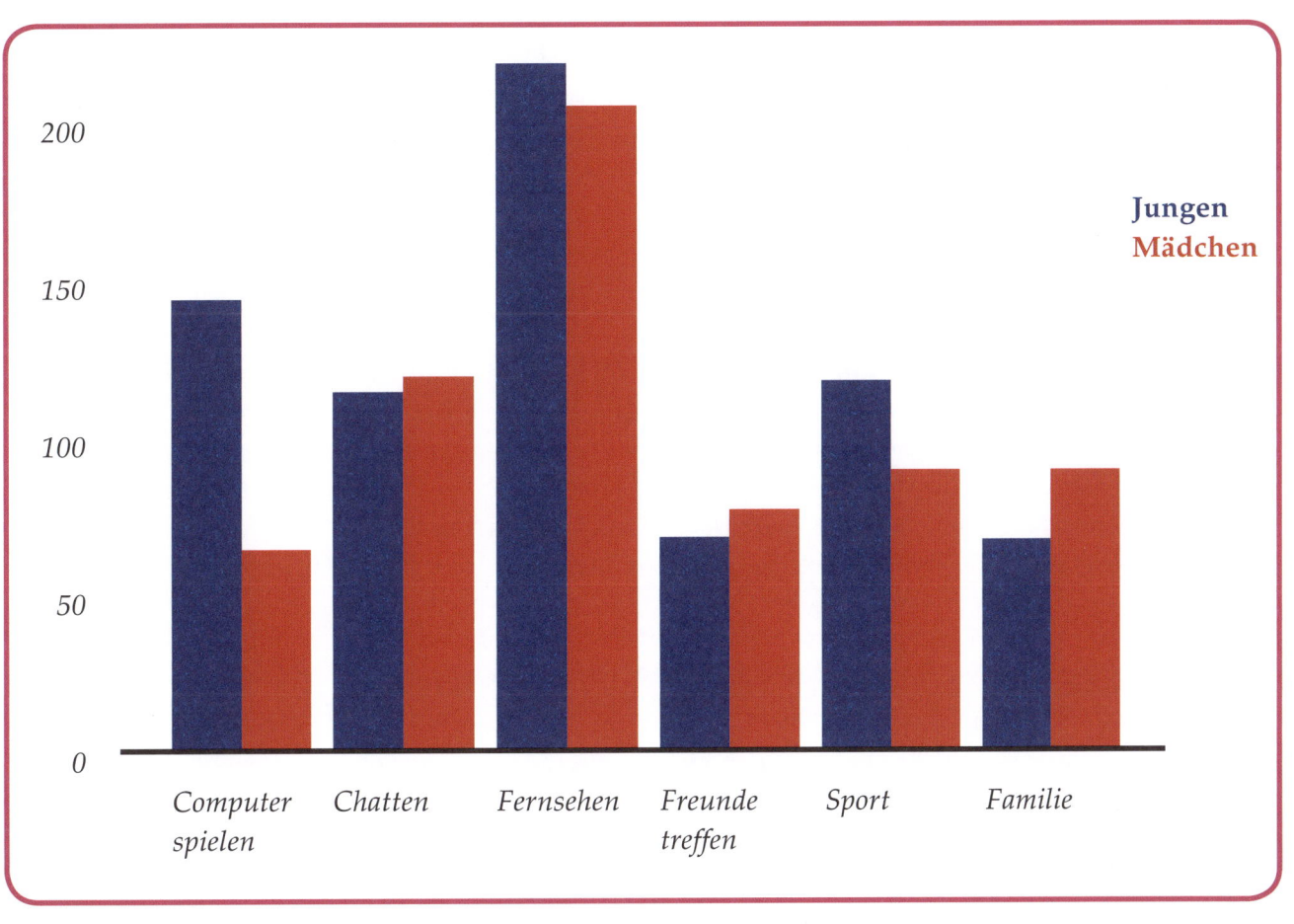

Ausstattung und Freizeitverhalten zeigen, dass für Jugendliche die Nutzung verschiedener Medien selbstverständlich zum Alltag dazu gehört. Besonders der typische synchrone Mediengebrauch kann zu erheblichem Aufmerksamkeitsstress führen!

mediales Dauerrauschen

Parallelwelt

Obwohl die Verbreitung des Internets in den vergangenen Jahren stark zugenommen hat, lässt die Beschäftigung mit älteren Medien bei Jugendlichen nicht nach. Sie nutzen demnach eine große Bandbreite an Medien und das häufig sogar gleichzeitig, d. h. sie sehen fern, schreiben eine SMS und surfen im Internet. Besorgniserregend daran ist, dass Jugendliche nicht mehr zur Ruhe kommen. Sie setzen sich einem medialen Dauerrauschen aus, bei dem von außen immer neue Signale auf sie einströmen. Zugleich müssen sie ständig auf diese medialen Reize reagieren, indem sie eine SMS beantworten, den Chat verfolgen und im Spiel agieren. Diese ständige Beschäftigung mit den Medien führt zu anhaltendem Aufmerksamkeitsstress und dem Gefühl, immer erreichbar sein zu müssen, um nichts zu verpassen. Dieses Verhalten wird insbesondere durch den immer häufigeren Besitz und Gebrauch von Smartphones verstärkt, wodurch der Sog in Parallelwelten auf eine erschreckende Weise begünstigt wird.

Lisa, 15 Jahre alt, erzählt von ihrem letzten Urlaub mit ihren Eltern:
„Letzten Sommer bin ich mit meinen Eltern nach Spanien geflogen. Die ersten Tage fand ich es auch sehr schön dort. Das Wetter war super und wir waren oft am Strand. Aber schon nach drei Tagen dachte ich nur ans Surfen, Chatten und mein Internetprofil. Da ich mein Handy zu Hause lassen musste, konnte ich nicht mal meiner besten Freundin eine SMS schicken! Zum Glück gab es im Hotel einen Computerraum. Dort konnte ich wenigstens die letzten fünf Urlaubstage surfen und mich um mein Profil kümmern."

Die Computernutzung wird zwar immer wichtiger, ersetzt das Fernsehen aber nicht, sodass die Computerzeiten dazukommen. Jugendliche geben an, sich am liebsten mit Freunden zu treffen. Es gibt aber keine Tätigkeit, die annähernd so viel Raum einnimmt wie die Bildschirmnutzung (Fernsehen, Computer, Smartphone).

Auswirkungen von Bildschirmmedienkonsum

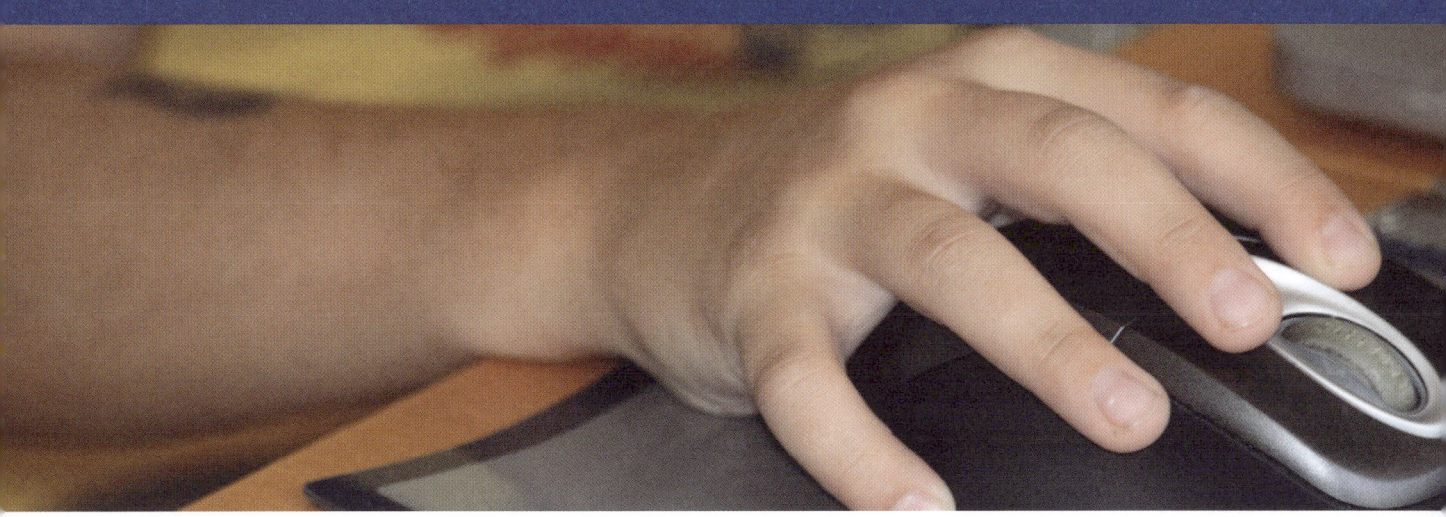

Gehirn-entwicklung

Die richtige Förderung von Anfang an

Immer wieder warnen Pädagogen, Hirnforscher und Psychologen davor, Kinder regelmäßig fernsehen oder Computer spielen zu lassen. Verhaltensauffälligkeiten und schlechte Schulleistungen sind nur zwei der Risiken, die auf einen nicht angemessen Umgang mit diesen Medien zurückgeführt werden. Aber warum ist das eigentlich so? Wie können diese Medien einen so dramatischen Einfluss auf die Entwicklung unserer Kinder nehmen, dass sogar schon von Mediensucht gesprochen wird?

Ursachen und Weichenstellung

Um verstehen zu können, warum Kinder süchtig nach Bildschirmmedien werden, müssen wir uns damit beschäftigen, wo die Ursache für die Entstehung der Sucht liegt und welche Auswirkungen früher Medienkonsum auf die Entwicklung des Kindes und des kindlichen Gehirns hat. Denn die Weichen für eine spätere Mediensucht werden schon früh in der Entwicklung gelegt.

Selbstorganisation

Bei der Entwicklung des Gehirns ist am Anfang, vereinfacht gesagt, ein Überschuss an Nervenzellen vorhanden. Abhängig vom Gebrauch dieses Überangebots bleiben die Nervenzellen erhalten und werden miteinander vernetzt oder wieder abgebaut. Für das kindliche Gehirn bedeutet das, dass nur die Nervenzellen und Vernetzungen erhalten bleiben, die vom Kind genutzt werden, um sich in seiner Welt zurechtzufinden. Deshalb sind zwischenmenschliche Begegnung, Bewegung und freies Spiel entscheidend für die kindliche Gehirnentwicklung.

Die richtige Förderung von Anfang an

Als Eltern sollten Sie wissen, dass sich das Gehirn Ihres Kindes entsprechend seiner Nutzung entwickelt.

Das Gehirn von Kindern, die regelmäßig fernsehen oder ständig mit elektronischen Spielsachen oder dem Computer spielen, passt sich also an die Anforderungen dieser vorgegebenen Welt an, die kaum Raum für Kreativität lässt. Durch regelmäßigen Bildschirmmedienkonsum bilden sich Verknüpfungen im Gehirn, die auf diese Aktivitäten ausgerichtet, aber nicht für die Schule und das weitere Leben hilfreich sind. Wofür Ihr Kind – ganz besonders im Kleinkindalter – sein Gehirn nutzt, hängt vor allem damit zusammen, wie Sie als Eltern seine Umwelt gestalten.

virtuelle Umwelt = virtuelles Gehirn

> „Das Gehirn funktioniert so, dass erst einfache Dinge gelernt werden und darauf aufbauend immer komplexere Zusammenhänge."

Sorgen Sie als Eltern für ein alle Sinne anregendes Umfeld! Basale Sinneserfahrungen, Naturerlebnisse oder Vorlesen sind hier förderlich.

Folgende Situation kommt Ihnen sicherlich bekannt vor: Ihr Kind schafft es zum ersten Mal zwei Bauklötze übereinander zu stapeln und freut sich riesig darüber, ganz besonders, wenn es von Ihnen Lob und Anerkennung bekommt. Dieses Gefühl löst im Kind eine so starke Reaktion aus, dass sich jetzt immer, wenn es etwas besonders gut schafft, ein wohliges Gefühl einstellt.

Kinder lernen durch Begeisterung! Verstärken Sie diese Begeisterung durch Lob und gemeinsame Freude.

Auswirkungen von Bildschirmmedienkonsum

Im Gehirn läuft währenddessen Folgendes ab:

Botenstoffe und Nervenzellen

Im Mittelhirn werden Nervenzellen angeregt, die Botenstoffe ausschütten. Diese sorgen dafür, dass neue Verknüpfungen zwischen den Nervenzellen entstehen. Je begeisterter ein Kind sich einer Sache widmet, desto besser wird es darin mit der Zeit. Das Kind, das zunächst nur einen Bauklotz auf den anderen stellen konnte, schafft es nach und nach, immer höhere Türme zu bauen.

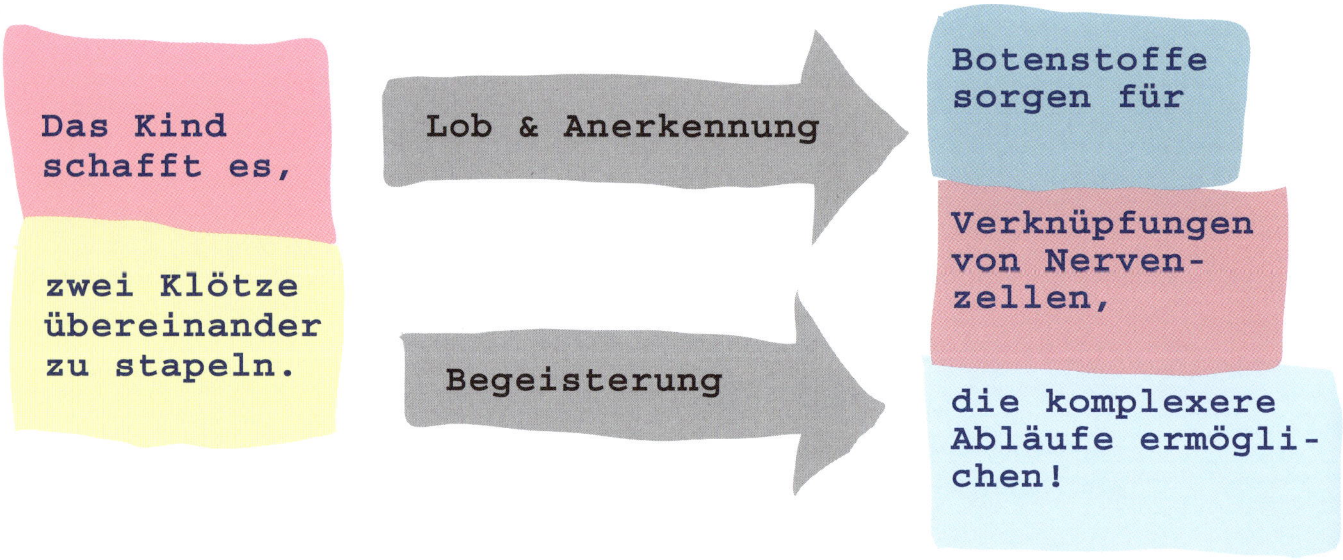

Das Kind schafft es, zwei Klötze übereinander zu stapeln. → **Lob & Anerkennung** / **Begeisterung** → **Botenstoffe sorgen für Verknüpfungen von Nervenzellen, die komplexere Abläufe ermöglichen!**

das Gehirn passt sich an

Immer früher kommen unsere Kinder heutzutage mit Bildschirmmedien in Berührung. Auch hier ist es die Begeisterung, mit der Kinder Computer und Fernseher nutzen, die sie den Umgang mit diesen Medien schnell erlernen lässt. Das begeisterte Spielen am Computer, Fernsehen oder SMS-Tippen aktiviert immer wieder bestimmte Impulse im Gehirn, wodurch sich dieses an die spezifische Nutzung (Wahrnehmung, Motorik, kognitive Fähigkeiten) anpasst.

> *Die Daumenrepräsentanz*
>
> *Unsere Mediennutzung hinterlässt im Gehirn direkte Spuren. Bekannt ist z.B. die sogenannte Daumenrepräsentanz. Durch das verstärkte Tippen mit dem Daumen, auf tragbaren Spielkonsolen oder Handys, werden im Gehirn bestimmte Areale ausgebaut.*

Gerade bei Bildschirmmedien muss sich das Gehirn an eine schnelle Bildfolge anpassen. Bei Computerspielen, bei denen es oft um das Erfüllen der Aufgabe in möglichst kurzer Zeit geht, kommt eine schnelle Reaktionsgeschwindigkeit hinzu. Vor allem die Reaktion auf akustische und visuelle Signale wird dabei trainiert. Spielerische Erfolge und Begeisterung tragen zusätzlich zur verstärkten Anpassung des Gehirns bei.

Die beim Computerspiel erlernten Fähigkeiten lassen sich nicht einfach auf das reale Leben übertragen. Das soziale Miteinander besteht aus mehr als schneller visueller und akustischer Reizverarbeitung. Soziale, zwischenmenschliche Fähigkeiten werden in der realen Begegnung und nicht am Computer erlernt.

Achten Sie als Eltern darauf, dass Ihr Kind möglichst wenig mit Bildschirmmedien in Berührung kommt. Schaffen Sie stattdessen ein anregendes, alle Sinne förderndes Umfeld mit viel Bewegung und bemühen Sie sich um eine liebevolle Eltern-Kind-Beziehung, in der Ihr Kind sich als selbstwirksam erlebt, Selbstvertrauen entwickelt, sowie eigene Erfahrungen macht. Natürlich brauchen auch ältere Kinder diese Zuwendung und immer wieder Erlebnisse, in denen sie sich ausprobieren können.

keine Bildschirmmedien im Kleinkindalter

Bildschirmmedien sind für die Entwicklung von Kindern nicht förderlich. Medienabstinenz, insbesondere im Kleinkindalter, und vertrauensvolle Eltern-Kind-Beziehungen sind der Grundstein für eine gesunde Entwicklung und einen mündigen Umgang mit Medien.

Machen Bildschirmmedien dumm? – Bildschirmmedien und Schulleistung

__Der 9-jährige David__ konnte sich einfach nie richtig auf eine Sache konzentrieren. Als er in die Schule kam, bereiteten ihm besonders seine Hausaufgaben große Schwierigkeiten. Er schaffte es einfach nicht, sie in Ruhe zu erledigen. Als seine Eltern von einem neuen erfolgsversprechenden Konzentrationsspiel hörten, das zugleich das Gehirn trainiert, kauften sie es ihrem Sohn und ließen ihn die vom Spiel vorgegebenen Aufgaben täglich ‚spielen'. Die Aufgaben, die das Gerät David stellte, löste er recht gut und auch mit der nötigen Konzentration. Die Absicht seiner Eltern schien sich erfüllt zu haben: Das Spiel half David, sich zu konzentrieren und kleine Lernspiele zu lösen. David freute sich über seine Ergebnisse und konnte es gar nicht abwarten, seine täglichen Computer-Hausaufgaben zu erledigen. Doch mit seinen Hausaufgaben aus der Schule kam er immer noch nicht besser zurecht. Stundenlang saß er an seinem Schreibtisch, lenkte sich immer wieder selbst ab und machte viele Fehler.

Lernspiele   Wie ist die Situation aus unserem Beispiel zu verstehen, dass David sich am Computer konzentrieren kann und bei seinen Hausaufgaben nicht? Die Erklärung für Davids Problem ist darin begründet, dass ihn das bunte Spiel, bei dem er schnelle Erfolge sehen konnte und das dazu noch mit fröhlicher Musik hinterlegt war, die Aufgaben gerne lösen ließ. Seine Kompetenzsteigerung blieb jedoch nur auf das Spiel beschränkt und konnte nicht auf die wirkliche Welt übertragen werden.

Machen Bildschirmmedien dumm?

Auch Sie als Eltern denken vielleicht, dass eine frühe Heranführung an den Computer gut für die weitere Entwicklung Ihres Kindes ist und es später in der Schule den Anschluss nicht verliert. Gehört doch der Umgang mit dem Computer heutzutage zur Bildung dazu. Vielleicht wollen Sie Ihrem Kind sogar einen eigenen Computer kaufen, damit Sie es in seiner Lernentwicklung unterstützen können. Das ist sicher gut gemeint, bewirkt aber leider das Gegenteil. Denn Ihr Kind wird mit Sicherheit die meiste Zeit an dem Computer spielen, chatten und surfen.

Medienkonsum zu Hause

Der unkontrollierte und übermäßige Medienkonsum in der Kindheit und Jugend, ob Fernseher oder Computer, hat schlechtere Schulleistungen zur Folge.

„Ich lerne gerne mit dem Computer, da ist alles so schön bunt! Die Hausaufgaben versteh' ich aber trotzdem nicht..."

Durch den Medienkonsum sind Kinder und Jugendliche weder kreativ noch beschäftigen sie sich intensiv mit Inhalten, sondern sie lassen sich vom Fernseher berieseln und tauchen am Computer in virtuelle Welten ab.

Schlechte Noten lassen sich aber nicht allein auf Computerspiele oder den Fernseher zurückführen. Vielmehr gibt es eine Reihe von Faktoren, die die Schulleistung beeinflussen, dazu gehören das soziale Umfeld, die Veranlagungen und Einstellung des Kindes selbst sowie die Bildschirmmedien. All diese Faktoren stehen in einem wechselseitigen Verhältnis.

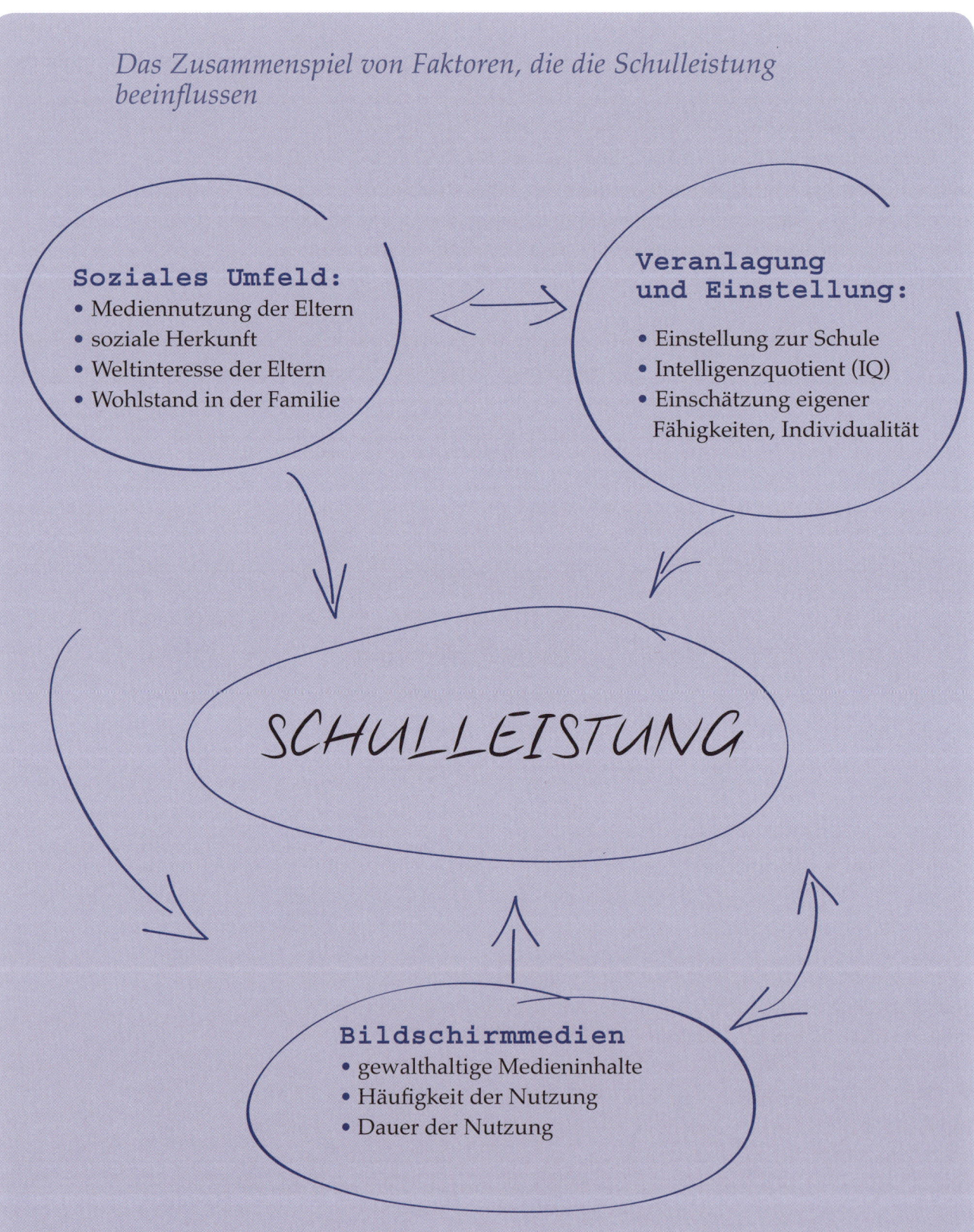

Machen Bildschirmmedien dumm?

Die Bildschirmmedien:

Je mehr Zeit Kinder mit Bildschirmmedien verbringen, desto schlechter werden die Schulleistungen. Gründe dafür gibt es verschiedene:

• Die Inhalte, die Kinder vormittags in der Schule lernen, seien es eine neue Zeitform im Englischunterricht oder ein neues physikalisches Gesetz, benötigen Zeit, um richtig verstanden und memoriert zu werden. Kinder, die nach der Schule regelmäßig fernsehen oder am Computer spielen, ‚überschreiben' das Gelernte aus der Schule mit neuen, anderen Inhalten.

Überschreiben von Lerninhalten

• Längere Zeit am Tag vor den Bildschirmen zu verbringen, lässt Kindern wenig Zeit, sich intensiv auf Hausaufgaben zu konzentrieren und sich mit dem Lernstoff zu befassen.

keine Zeit

• Auch andere Freizeitaktivitäten wie das Treffen mit Freunden, Hobbys und Sport kommen durch übermäßigen Bildschirmmedienkonsum viel zu kurz. Gerade die körperliche Bewegung spielt eine wichtige Rolle beim Lernen: Sie fördert die Hirndurchblutung und die Vernetzung der Hirnzellen.

Sport und Lernen

„Ich habe keine Lust auf das Training..."

• Der Medienkonsum beeinträchtigt das Schlafverhalten negativ. Gespielt und ferngesehen wird häufig abends und besonders lange, wenn Fernseher und Computer im Kinderzimmer stehen. Wenig Schlaf bedeutet, dass das Gelernte in den Schlafphasen nicht gefestigt werden kann.

Schlafen und Lernen

negative Einstellung	• Kinder, die täglich zum Teil mehrere Stunden vor dem Fernseher oder dem Computer sitzen, haben häufig eine negative Einstellung zur Schule. Ein Grund dafür ist sicherlich die Aufbereitung der meist bunten und unterhaltsamen Spiele und Fernsehserien, die im Gegensatz zum eher eintönig und langweilig wirkenden vermittelten Unterrichtsstoff stehen.
Computerspiele und eigene Fähigkeiten	• Im Gegensatz zum Schulunterricht richtet sich das Computerspiel nach den Fähigkeiten des Spielers, d. h. der Spieler kann Episoden so lange wiederholen, bis er sie perfekt beherrscht. Auch voreinstellbare Schwierigkeitsstufen lassen ihn über seinen Erfolg selbst bestimmen. Frustration wird bei Computerspielen somit weitestgehend vermieden.
schädlicher Fernsehkonsum	• Schon der Fernsehkonsum im Kleinkindalter hat negative Auswirkungen auf die weitere kognitive Entwicklung des Kindes. Auch Schwierigkeiten beim Schriftspracherwerb werden auf den ungeeigneten Fernsehkonsum zurückgeführt. Ebenso zeigen sich Zusammenhänge zwischen frühkindlichem Fernsehkonsum und Aufmerksamkeitsstörungen (= ADHS). Studien zeigen auch, wer im Kindergartenalter viel fernsieht, schließt seltener die Schule oder Universität ab.

Regelmäßiger Medienkonsum im Kindesalter führt zu schlechteren Schulleistungen und kann eine ADHS-Symptomatik befördern. Als Eltern sollten Sie deshalb das Konsumverhalten Ihres Kindes reduzieren, kontrollieren und kritisch hinterfragen.

Machen Bildschirmmedien dumm?

Einfluss der Eltern

Als Eltern können Sie sowohl Einfluss auf die Einstellung Ihres Kindes zur Schule als auch auf seinen Medienkonsum nehmen. Kinder lernen durch Nachahmung! Seien Sie ein gutes Vorbild für Ihr Kind und lassen Sie den Fernseher und den Computer ausgeschaltet. Unternehmen Sie stattdessen etwas gemeinsam mit Ihrem Kind. Kinder, die sehen, dass ihre Eltern nicht ständig vor dem Bildschirm sitzen, werden selbst weniger Interesse an diesen Medien haben.

selbstbestimmter Umgang

Besonders in der Pubertät entwickeln Jugendliche ein großes Interesse am Computer. Wenn ausreichend Interesse an Natur, Kultur und sozialem Miteinander geweckt wurde, ist ein selbstbestimmter Umgang mit dem Computer wahrscheinlicher und das Computerspiel eine Freizeitaktivität neben anderen.

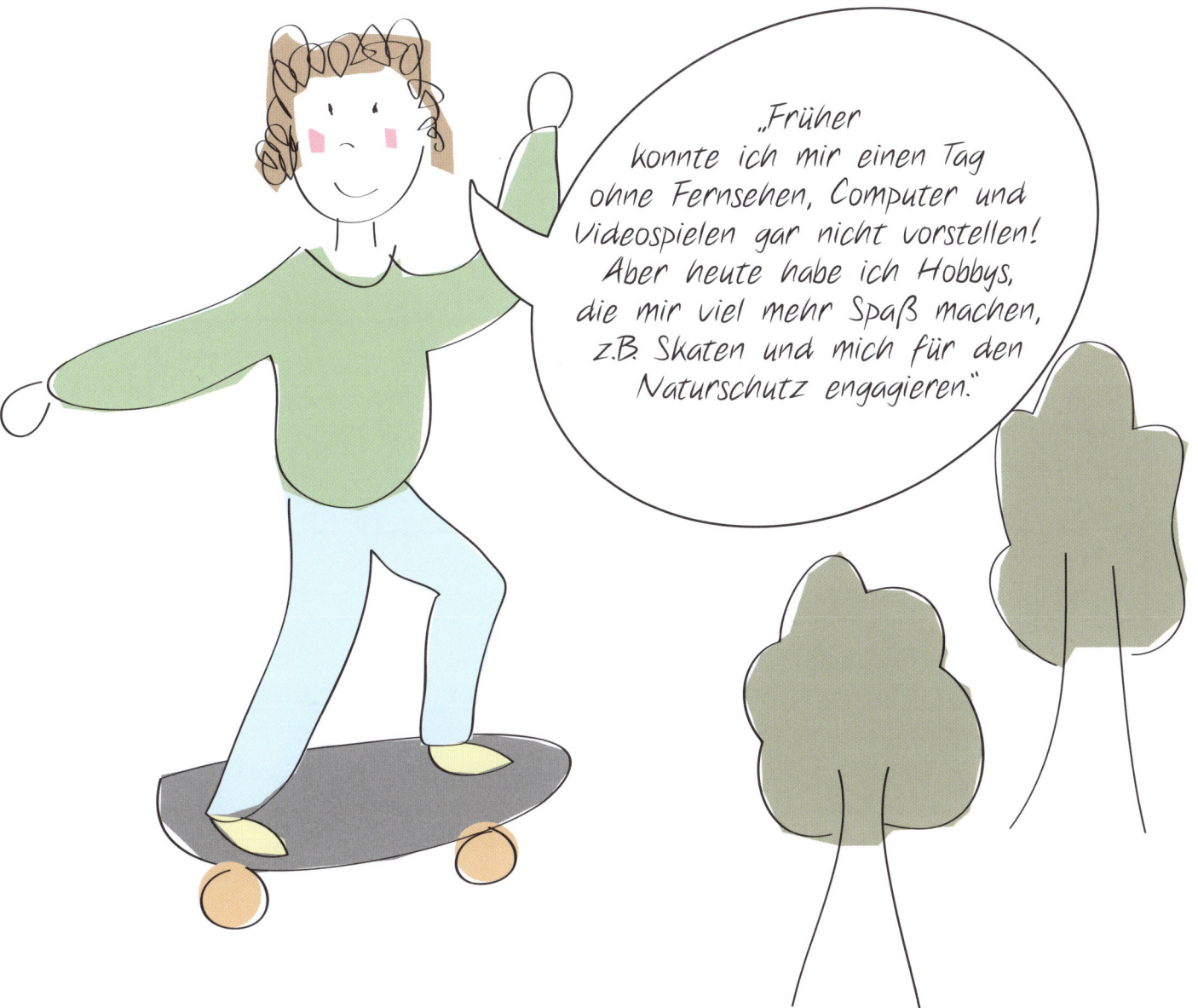

„Früher konnte ich mir einen Tag ohne Fernsehen, Computer und Videospielen gar nicht vorstellen! Aber heute habe ich Hobbys, die mir viel mehr Spaß machen, z.B. Skaten und mich für den Naturschutz engagieren."

Auswirkungen von Bildschirmmedienkonsum

Übung Mediennutzung und Medieninhalte
für Eltern

	MO	DI	MI
1. Wie lange haben Sie ferngesehen?			
2. Was haben Sie sich angesehen?			
3. Wie lange saßen Sie am Computer?			
4. Was haben Sie am Computer gemacht?			
5. Wie oft wollten Sie fernsehen oder an den Computer, haben sich dann aber dagegen entschieden?			
6. Was haben Sie stattdessen gemacht?			

Beobachten Sie sich als Eltern einmal selbst: Wie oft und wie lange sehen Sie fern oder sitzen am Computer? Nehmen Sie sich eine Woche Zeit und füllen die Tabelle aus, aber seien Sie ehrlich! Machen Sie auch eine Kopie für Ihren Partner und Ihr Kind.

Machen Bildschirmmedien dumm?

	DO	FR	SA	SO

Nur wenn Sie über Ihren Konsum Bescheid wissen, können Sie Ihrem Kind ein gutes Vorbild sein!

Machen Bildschirmmedien dick? – Bildschirmmedien und körperliche Gesundheit

Das wichtigste Thema in Bezug auf Bildschirmmedien und körperliche Gesundheit ist der Bereich Übergewicht, denn:

* Wenn Ihr Kind jeden Tag viel Zeit vor Bildschirmmedien verbringt, hat es weniger Zeit für körperliche Aktivitäten.

* Bildschirmmedien verführen, auch durch Werbung, zu einer erhöhten Kalorienaufnahme und Fehlernährung.

* Durch wenig Bewegung vor den Bildschirmen kommt es zu einem geringeren Körperstoffwechsel bei oft gleichzeitiger Aufnahme hochkalorischer Nahrung.

Erhöhte Passivität und Rascherei vor den Bildschirmen führen zu Übergewicht und das nicht nur bei Kindern.

Süßes und Fettiges — Besonders die Fehlernährung führt bei Kindern, die regelmäßig vor dem Fernseher oder dem Computer sitzen, zu Übergewicht. Die Werbung, die zwischen den Fernsehserien oder auch beim Surfen im Internet auf den Webseiten eingeblendet wird, verführt Ihr Kind zu süßem und fettigem Essen.

ausgewogene Ernährung — Anhand der ‚Ernährungspyramide' können Sie Ihrem Kind anschaulich erklären, zu welchem Anteil welche Nahrungsgruppe zu einer gesunden Ernährung beiträgt. Sorgen Sie auch dafür, dass Ihr Kind regelmäßig Sport treibt. Zwei Stunden am Tag fernsehen sind eindeutig zu viel Zeit, in der sich der Körper nicht bewegt.

Die Ernährungspyramide

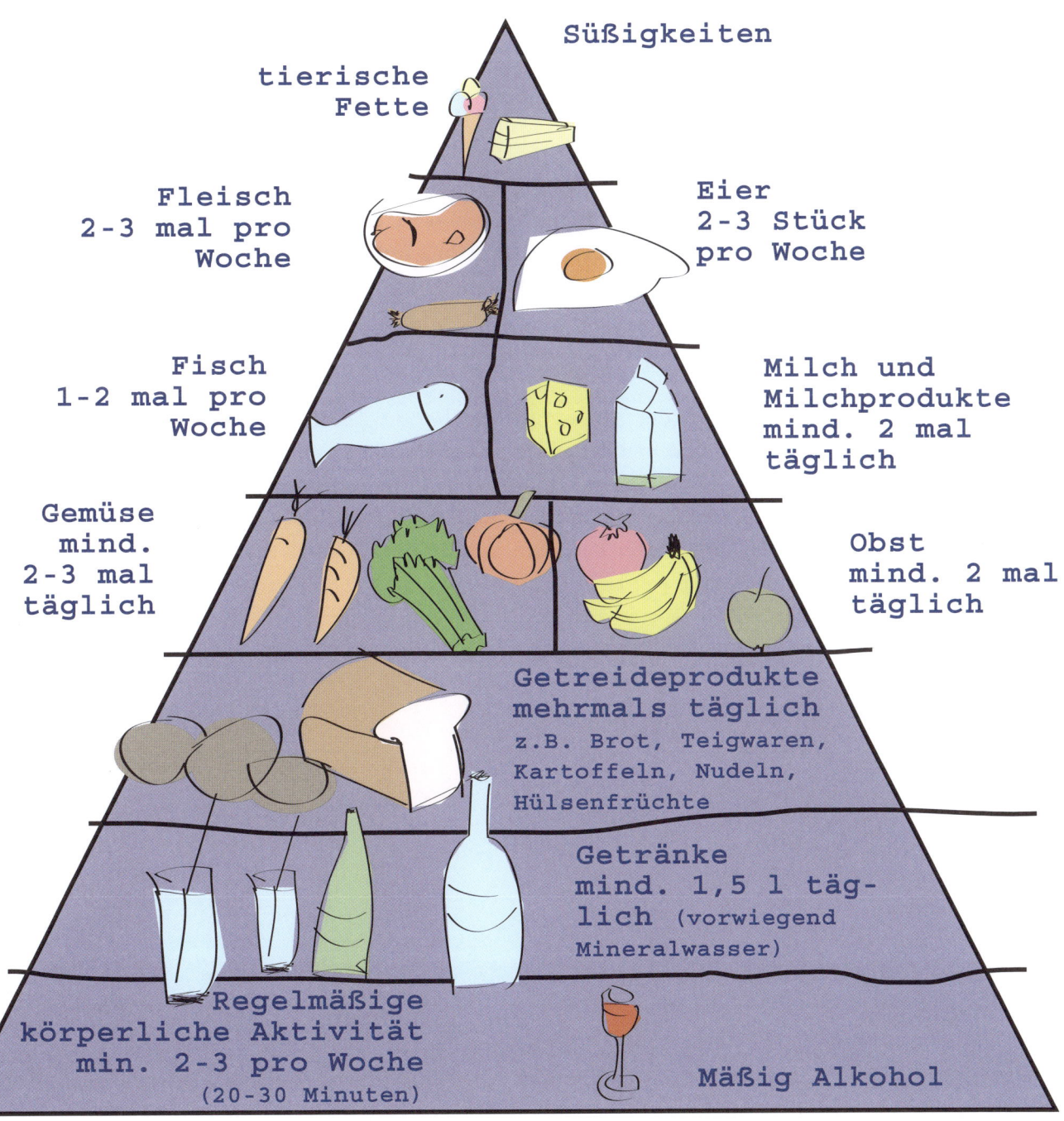

Auswirkungen von Bildschirmmedienkonsum

keine Mahlzeiten vor Bildschirmen

Essen Sie mit Ihrem Kind außer Reichweite des Fernsehers. Lassen Sie auch nicht zu, dass sich Ihr Kind mit seinem Teller in sein Zimmer zurückzieht und dort vor dem Fernseher oder Computer isst. Süßigkeiten oder andere Snacks während des Fernsehens oder Computerspielens sollten Sie Ihrem Kind nur zu besonderen Anlässen erlauben. Denn während es von den bunten Bildern des Bildschirms abgelenkt ist, merkt es gar nicht, wie viel Essen es in sich ‚hineinstopft'.

Wer als Kind übergewichtig war, wird es häufig als Erwachsener bleiben. Sorgen Sie als Eltern für eine gesunde körperliche Entwicklung, damit Gesundheitsrisiken für das Erwachsenenalter vermindert werden. Wenn ihr Kind schon zu Übergewicht neigt, sollten Sie die Bildschirmzeiten drastisch reduzieren.

Tagesmüdigkeit

Auch der Schlaf-Wach-Rhythmus wird bei einem erhöhten Bildschirmkonsum durcheinandergebracht, insbesondere wenn abends und nachts gespielt wird. Kinder, die bis spät in die Nacht fernsehen oder am Computer spielen, sind tagsüber müde. Diese Tagesmüdigkeit führt zusätzlich zu einer mangelnden körperlichen Bewegung und erhöht bei Ihrem Kind die Möglichkeit, übergewichtig zu werden.

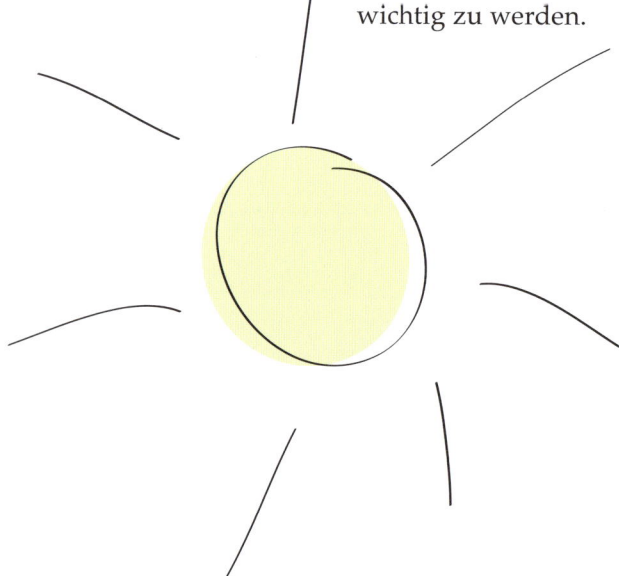

Stellen Sie klare Regeln für die Nutzungszeiten von Bildschirmmedien auf. Achten Sie darauf, dass Ihr Kind besonders nachts nicht heimlich den Fernseher oder den Computer einschaltet, denn Ihr Kind braucht seinen Schlaf!

Machen Bildschirmmedien aggressiv? – Bildschirmmedien und soziales Verhalten

Desensibilisierung und verminderte Empathiefähigkeit sind Folgen eines exzessiven Gewaltkonsums in den Medien.

Der Konsument von gewalthaltigen Filmen und Computerspielen stumpft gegenüber virtueller und real erlebter Gewalt immer mehr ab. Es kommt zu einer Desensibilisierung, das heißt bei einem dauerhaft ausgesetzten Reiz, hier Gewalt, nimmt die Erregung immer mehr ab. Unbewusst verändern die Betroffenen dadurch ihre emotionale und kognitive Einstellung gegenüber Gewalt. Anderen mit Gewalt zu begegnen, ist für sie nichts Schlimmes oder Verstörendes mehr und gehört zum Umgang dazu. Betroffene können nicht verstehen, dass sie mit ihrer Aggressivität andere verletzen und weisen ein vermindertes Einfühlungsvermögen auf.

,Abstumpfen'

verminderte Empathie

Gewalthaltige Filme und Computerspiele fördern bei Ihrem Kind aggressives Verhalten. Früh gelerntes Verhalten ist später schwerer zu verändern.

Durch Filme und Computerspiele lernt Ihr Kind, dass Gewalt als geeignetes Mittel eingesetzt wird, um Ziele zu erreichen und Aufgaben zu lösen. Wenn der Held des Spiels oder Films überaus erfolgreich zu Gewalt gegen den Bösewicht greift, wird dieses aggressive Verhalten als moralisch gerechtfertigt dargestellt. Das gewalttätige Handeln zieht in diesem Fall keine Folgen nach sich, denn der Schurke hat es ja nicht anders verdient. Aber auch unbegründete und realistisch dargestellte Gewalt wird Ihrem Kind durch Bildschirmmedien vermittelt – sowohl in Kinderspielen und -filmen als auch im Erwachsenenprogramm, zu dem Kinder besonders durch Bildschirmmedien im eigenen Kinderzimmer uneingeschränkten Zugang haben.

mit Gewalt Ziele erreichen

Auswirkungen von Bildschirmmedienkonsum

aggressive Persönlichkeitsstruktur

Kinder lernen durch Nachahmung und das auch bei gewalttätigem Verhalten. Gewalterfahrungen im Elternhaus oder Freundeskreis sind neben dem Medienkonsum mit gewalthaltigen Inhalten Faktoren, die aggressives Verhalten auslösen können. Auch Persönlichkeitsmerkmale wie eine hohe Impulsivität oder eine niedrige Gewaltschwelle begünstigen, dass Kinder lernen, sich mit Gewalt durchzusetzen.

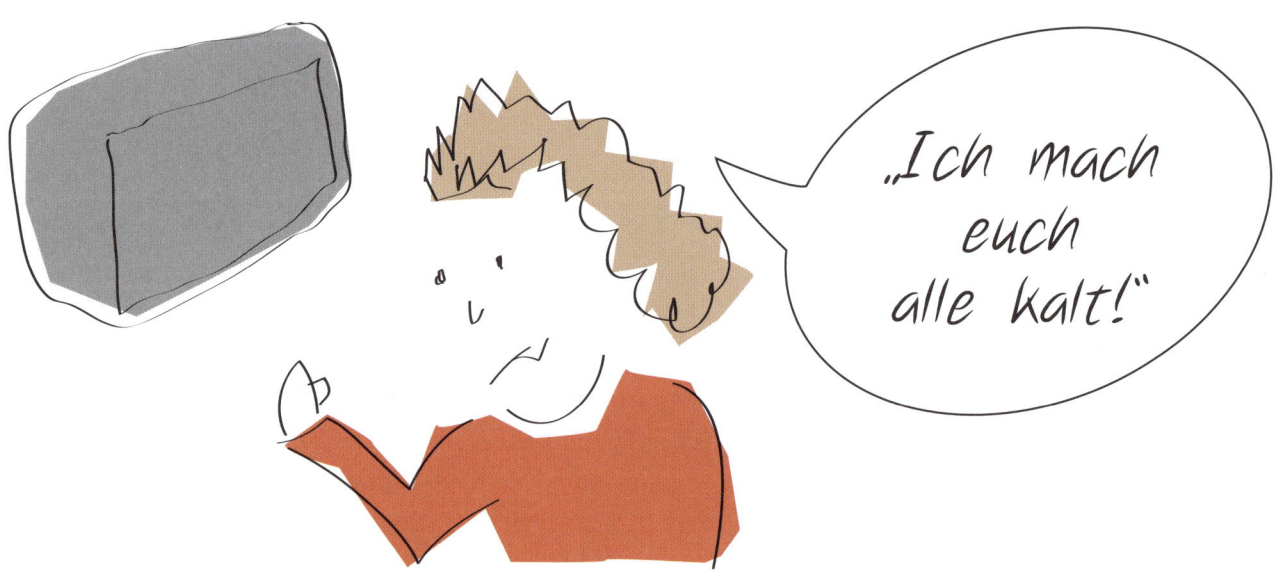

Rahmenkompetenz

Auf Kleinkinder, die noch nicht zwischen Realität und Fiktion unterscheiden können, haben gerade gewalthaltige Inhalte in Bildschirmmedien eine schädliche Auswirkung, da sie das Gesehene in die reale Welt übertragen. Zwischen Film bzw. Spiel und Realität unterscheiden zu können, wird Rahmenkompetenz genannt. Kinder erlangen diese Kompetenz erst mit ungefähr acht Jahren. Aus diesem Grund ist das Sehen und Erleben von Gewalt in Film und Computerspielen besonders für die Persönlichkeitsentwicklung von Kleinkindern gefährlich.

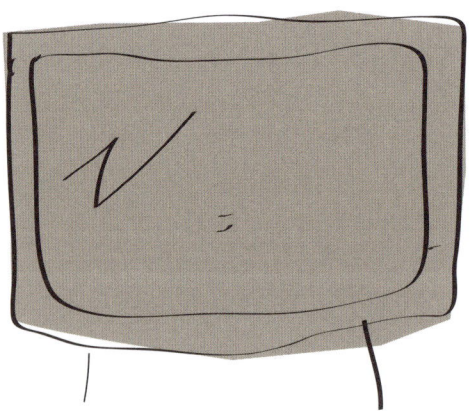

Machen Bildschirmmedien aggressiv?

Wenn Ihr Kind Konflikte nur durch aggressives Verhalten lösen kann, müssen Sie seine gewalttätigen Handlungen unterbinden und ihm alternative Lösungen aufzeigen.

In gewalthaltigen Computerspielen, in denen der Spieler selbst schießt oder mit einem Messer seinen Gegner verletzt, beispielsweise in Ego-Shootern, werden die Gewalthandlungen aktiv trainiert. Das aktive Handeln führt gegenüber dem passiven Sehen zu einer höheren Aggressivität. Das ständige Ausführen von gewalttätigen Handlungen, das einer effektiven Lernsituation mit schnellen Erfolgen gleichkommt, wirkt sich auch auf die Gedanken und Gefühle des Spielers aus. Für ihn gehört Gewalt dazu, sich gegen andere durchzusetzen, hat er doch im Spiel direkt erfahren, wie nützlich diese Konfliktlösungen sind. Durch das Belohnungssystem im Spiel sind für den Spieler Gewalt und Aggressivität positiv besetzt. Er sieht nichts Falsches in seinem Handeln und wird auf bedrohliche Reize in der Realität schneller mit Aggressivität reagieren.

reale Gewalt

virtuelle Gewalt

```
Konflikte werden nicht mit Gewalt gelöst!
```

Mediale Gewalt fördert reale Gewalt. Aber durch das Spielen von Ego-Shootern wird man nicht gleich zum Amokläufer. Hier kommen vielfältige Faktoren zusammen!

Was können Sie als Eltern tun, wenn Ihr Kind bereits durch Bildschirmmedien aggressives Verhalten ‚erlernt' hat?

- Zeigen Sie Ihrem Kind, wie es Konflikte ohne Gewalt lösen kann! Hier nur einige Vorschläge: sich zunächst aus dem Weg gehen, ruhig miteinander über den Streitpunkt sprechen, andere Meinungen zulassen.

- Verbieten Sie Filme und Computerspiele mit gewalthaltigen Inhalten!

- Schränken Sie die Nutzungszeiten an den Bildschirmen ein. Ihr Kind braucht reale Erfahrungen!

- Zeigen Sie Interesse an Ihrem Kind, auch wenn es zwischen ihnen häufig Konflikte und Anspannung gibt.

Was können Sie als Eltern tun, damit Ihr Kind durch Bildschirmmedien nicht aggressiv wird?

- Kein Bildschirmkonsum für Vorschulkinder! Lassen Sie die Kleinen Erfahrungen mit echten Menschen und dem wirklichen Leben machen – da gibt es so viel zu entdecken!

- Lösen Sie Konflikte immer sachlich und ohne Gewalt! Seien Sie ein Vorbild!

- Wählen Sie Filme und Computerspiele sorgfältig für Ihr älteres Kind aus. Achten Sie auf die Altersfreigabe, die jedoch nur als ein erster Anhaltspunkt dienen kann (bei der Altersangabe + 6 Jahren kommen Sie in einen realistischen Bereich. Freigegeben ab 0 Jahren heißt nicht, dass Fernsehen im Kindesalter hilfreich oder gut ist). Schauen Sie sich Filme und Spiele immer erst selbst an!

Wenn Computerspiele und Internet süchtig machen

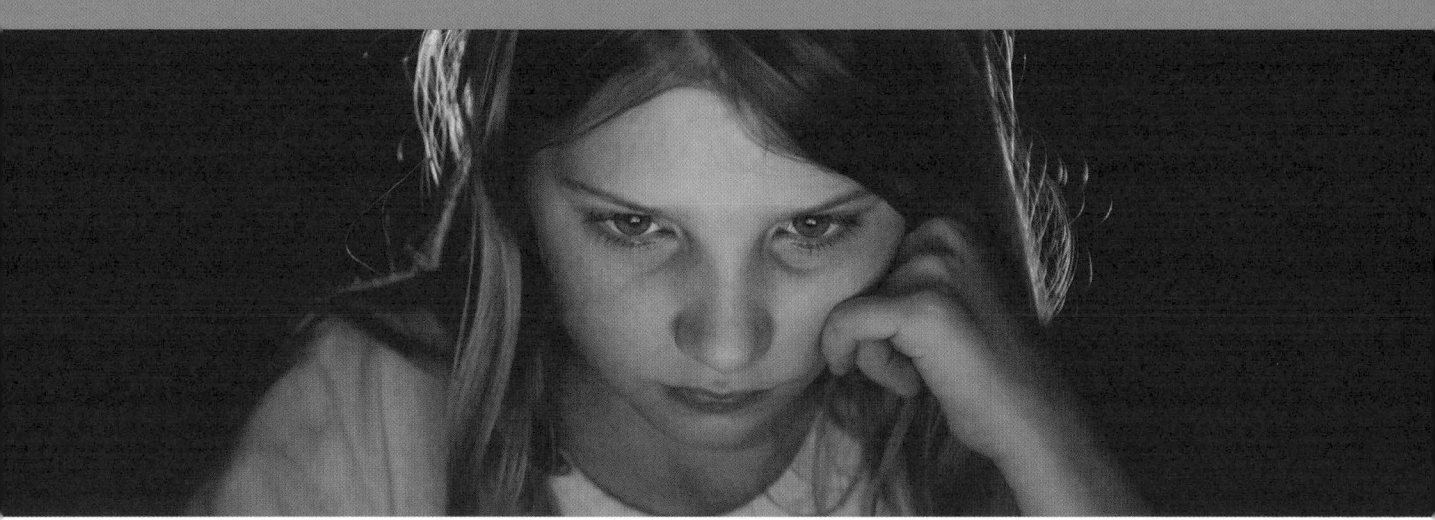

Faszination

Die Faszination von PC-Spielen und Internet

Faszination und Gefahr

Was macht nun die Faszination von Spielen und Surfen eigentlich aus? Zunächst einmal werden Kinder meist von den bunt gestalteten Spielwelten angezogen. Alles bewegt sich und macht Geräusche und zudem gibt es vieles zu entdecken. Aber das Computerspiel fasziniert nicht nur kleine Kinder. Gerade bei Jugendlichen nimmt das Spielen am PC einen immer größeren Teil ihres Alltages ein. Dabei ist auch zu bemerken, je eher Kinder an das Spielen herangeführt werden, desto selbstverständlicher gehört es auch im Jugendalter als Freizeitbeschäftigung dazu. Im Umkehrschluss kann man sagen, Bildschirmabstinenz im Kindesalter ist präventiv! Gespielt werden Strategie-, Jump'n'Run-, Sport- oder Rollenspiele – die Genres sind so vielfältig, dass für jeden etwas dabei ist, besonders für Jungen. Im Jugendalter kommt zum Spielen auch ein größeres Interesse am Internet dazu. Egal ob gechattet, gesurft oder Videos angesehen werden – das Internet bietet stets Unterhaltung, mit dem Ziel, Jugendliche am Computer zu fesseln.

vielfältige Unterhaltungsmöglichkeiten

Durch immer neue Reize kommt keine Langeweile auf. Der Nachteil, der daraus entsteht, wiegt jedoch gewaltig, denn viele Kinder wissen ohne Computer & Co. gar nichts mehr mit ihrer Zeit anzufangen.

Bedürfnisse werden erfüllt

Für die Persönlichkeitsentwicklung unserer Kinder sind Aspekte wie Selbstbestimmung, Anerkennung, Identitätsfindung, Selbstdarstellung und Kommunikation grundlegend wichtig. Der Wahrnehmung unserer Kinder nach ermöglichen Bildschirmmedien ihnen alle diese Punkte.

Die Faszination von PC-Spielen und Internet

Für unsere Kinder ist es extrem spannend, in Computerspielen ihre eigenen Welten zu gestalten und Abenteuer zu erleben. Gerade das aktive Gestalten der Spielwelten gibt ihnen das Gefühl, selbstständig handeln und Dinge kontrollieren zu können. Dabei sind Erfolgserlebnisse von den Spielentwicklern so eingeplant, dass der Spieler zwar gefordert, aber nicht überfordert wird. Durch die schnellen Erfolge fühlt sich der Spieler in seinen Fähigkeiten bestärkt und ist zum Weiterspielen motiviert. Auch das Tempo wird von dem Spieler selbst bestimmt. Sooft er will, kann er das Level wiederholen – so lange, bis er den Gegner endlich besiegt hat oder das Rennen in der kürzesten Zeit gefahren ist. Anerkennung erfährt er besonders, wenn er in Wettkämpfen auch anderen Spielern, z. B. im Internet, seine Stärke zeigen kann.

Selbstbestimmung

Fähigkeiten und Anerkennung

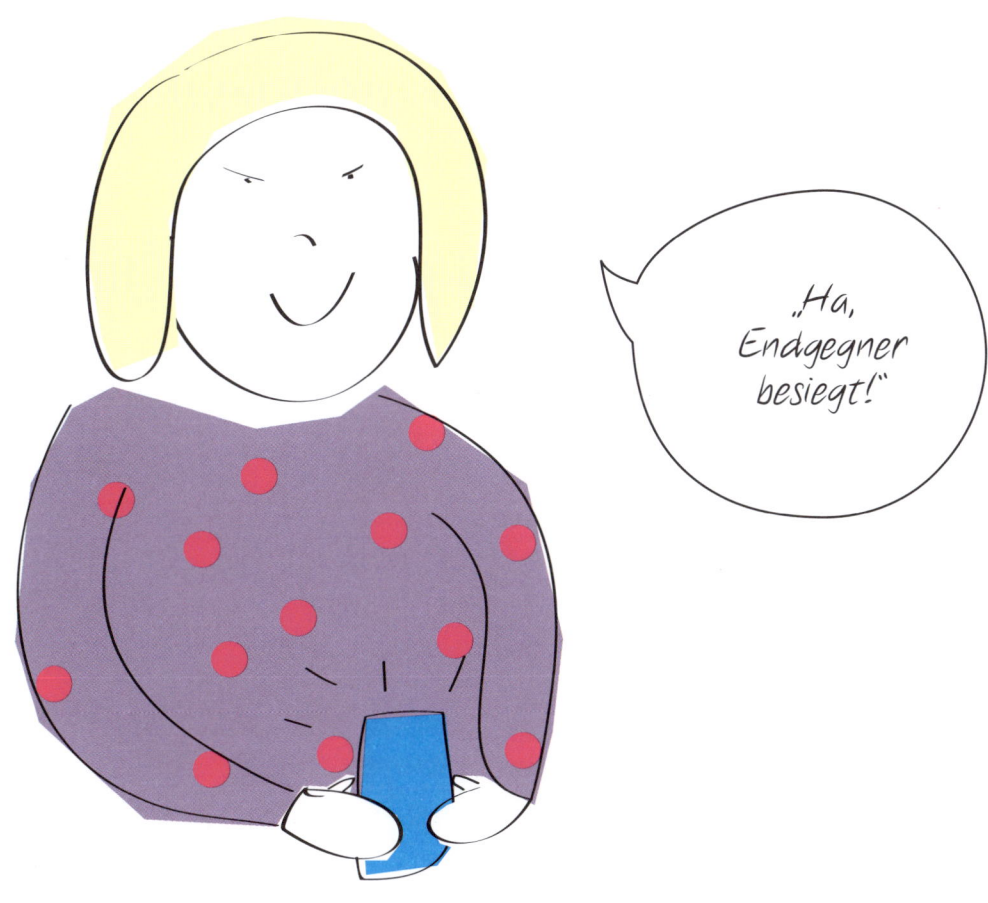

48 — Wenn Computerspiele und Internet süchtig machen

**Ernste Frustrationserlebnisse gibt es beim Spielen nicht!
Mit Frustration umgehen zu lernen, ist für eine gesunde Entwicklung jedoch wichtig.
Reale Probleme zu lösen, stärken die Selbstwirksamkeit und das
Selbstbewusstsein Ihres Kindes!**

Identitätsfindung

In PC-Spielen werden Ihre Kinder zu Superhelden, Rennfahrern, Fußballprofis oder Soldaten – natürlich macht auch dieser Rollentausch einen ganz besonderen Reiz für Kinder und Jugendliche aus. Damit einhergehend können sie Dinge tun, die sie im realen Leben (noch) nicht tun können. Sogar das Schießen auf Menschen gehört in Ego-Shootern dazu. Der Rollentausch ist aber nicht nur in Spielen zu beobachten. Auch in Chatrooms nehmen Kinder und Jugendliche gerne andere Identitäten an, um auszuprobieren, wie es ist, jemand anderes zu sein. In eine andere Rolle zu schlüpfen, ist ein Urbedürfnis von Kindern und Jugendlichen. Auch der Realität nachempfundene Spiele wie ‚Vater- Mutter-Kind' können dieses Bedürfnis des Rollentausches stillen.

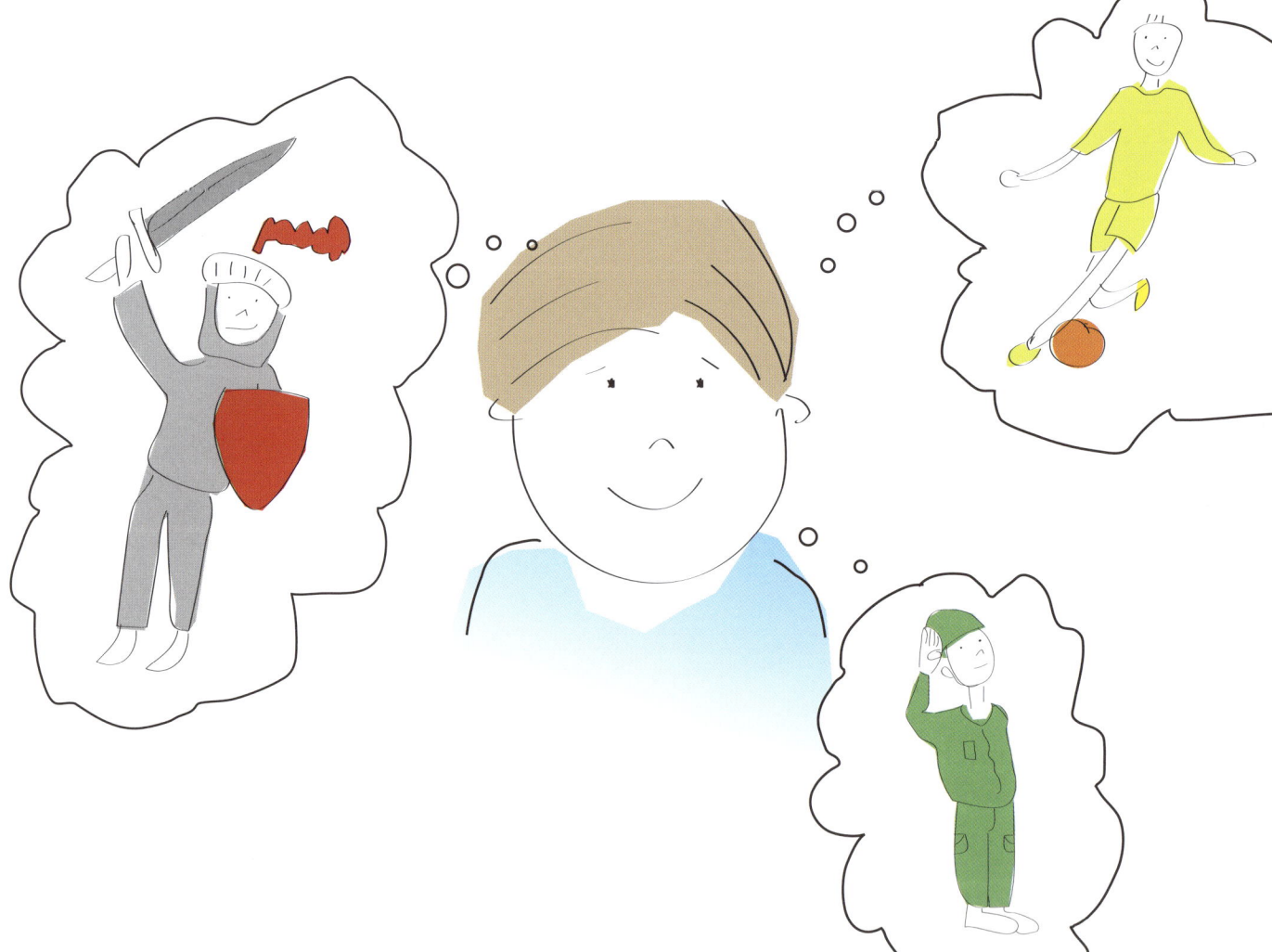

Die Faszination von PC-Spielen und Internet

Natürlich stellt sich ein Hochgefühl ein, wenn Ihr Kind von seinen Freunden oder in Online-Spielen von anderen Spielern für seine Fähigkeiten bewundert wird. Besonders in Spielen, in denen sich Ihr Kind einen eigenen Charakter zusammenstellen kann, hat es die Möglichkeit, ihn nach seinen Vorstellungen zu gestalten. Gerade in der Pubertät erschaffen sich Jugendliche ein idealisiertes Alter Ego, mit den Eigenschaften schnell, stark, hübsch usw. Im Internet funktioniert die Selbstdarstellung gerade über soziale Netzwerke besonders gut. Dort können sich die Jugendlichen präsentieren und mit hochgeladenen Fotos und Videos zeigen, wer sie sind und was sie interessiert. Natürlich können sie sich hier auch ganz anders darstellen, als sie wirklich sind, um vermeintlich mehr Anerkennung zu finden.

Selbstdarstellung

Ob in Spielen oder in einfachen Chats, in beiden Fällen können sich die Kinder mit anderen Leuten, ob Freunden oder Fremden, unterhalten: entweder durch einfache Textnachrichten oder in Gesprächen mithilfe eines Headsets. Gerade in der Pubertät ist die Kommunikation mit Freunden besonders wichtig. Egal, ob man sich gerade noch in der Schule gesehen und unterhalten hat, das Internet zu Hause bietet die perfekten Möglichkeiten, um mittels Chats kostenlos ständig mit den Freunden in Kontakt zu bleiben.

Kommunikation

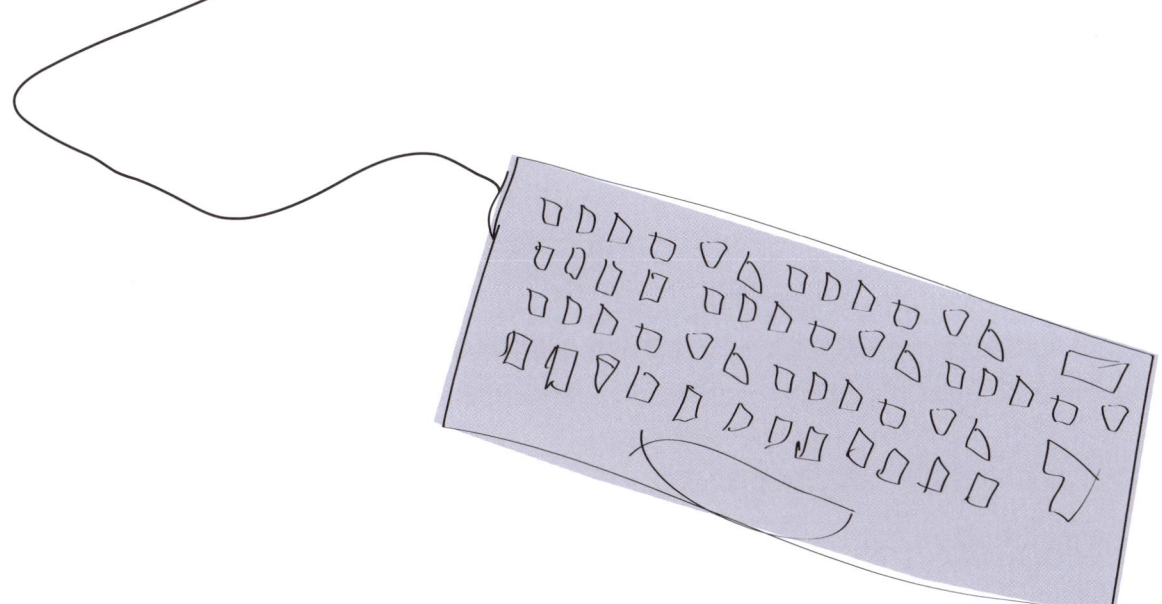

Flucht aus dem Alltag

Nicht nur, um Langeweile zu überbrücken, bieten PC-Spiele und Internet vielfältige Möglichkeiten, auch um dem Alltag zu entfliehen und sich in Action-Erlebnisse und märchenhafte Welten zu begeben. Gerade wenn es Streit und Probleme gibt, ob in der Schule, mit den Eltern oder Freunden, bieten PC-Spiele und Internet eine schnelle Ablenkung von diesen belastenden Ereignissen.

Action-Erlebnisse, Selbstdarstellung, Langeweile überwinden, mit Freunden chatten – all das sind Dinge, die Ihre Kinder positiv mit Computer und Internet verbinden.

Sie als Eltern müssen darauf achten, dass das Spielen und Surfen nicht zum Ausgleich von Sorgen, Ängsten und Problemen zweckentfremdet wird. Denn den Umgang mit Problemen im realen Leben zu erlernen, ist eine wichtige Entwicklungsaufgabe Ihres Kindes.

Computerspiel- und Chatsucht

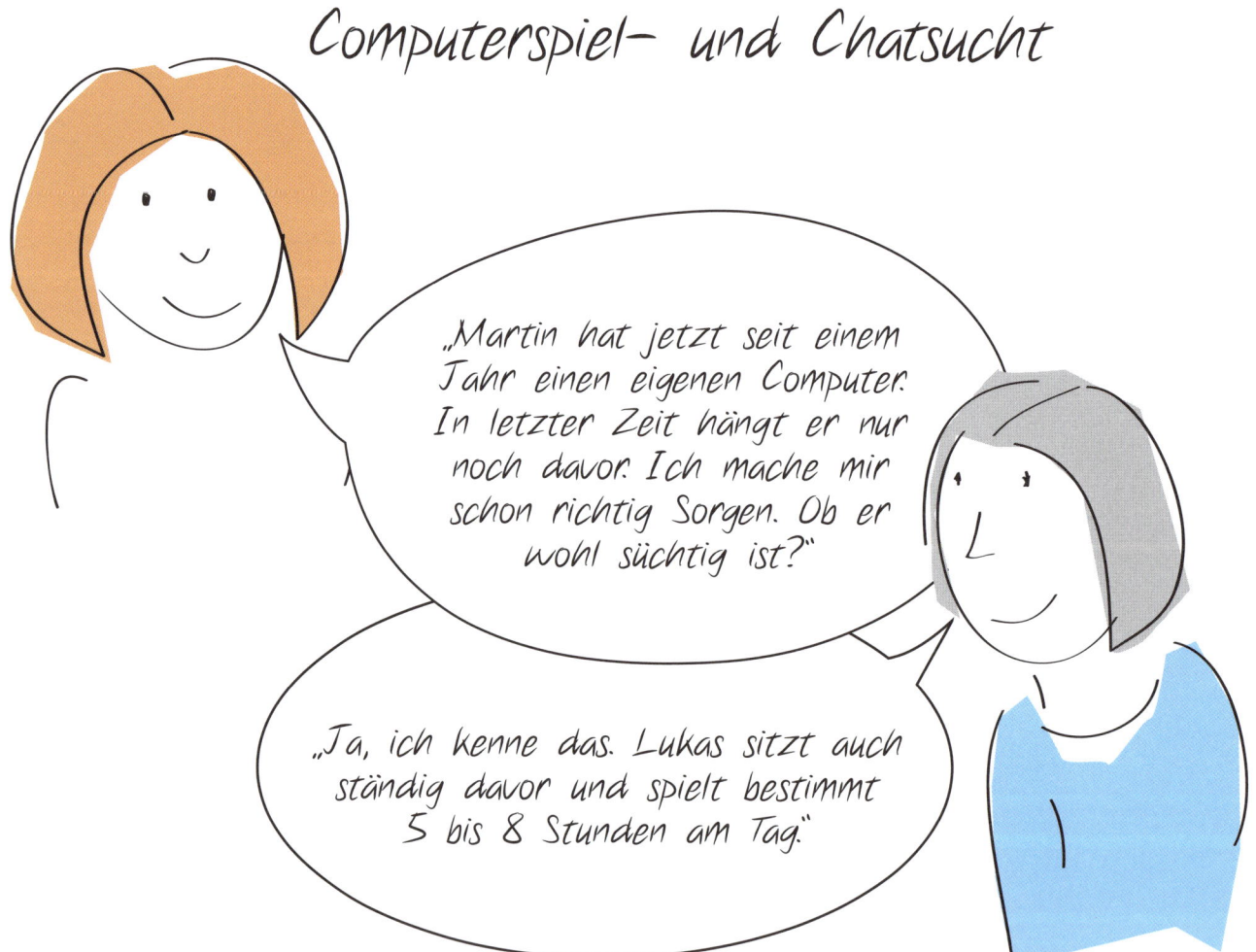

„Martin hat jetzt seit einem Jahr einen eigenen Computer. In letzter Zeit hängt er nur noch davor. Ich mache mir schon richtig Sorgen. Ob er wohl süchtig ist?"

„Ja, ich kenne das. Lukas sitzt auch ständig davor und spielt bestimmt 5 bis 8 Stunden am Tag."

Computerspiel- und Chatsucht

Phasen exzessiven Computerspielens oder Chattens gehören gerade in der Pubertät dazu. Oft treffen sich die Jugendlichen dann online in Spielen oder Chats mit ihren Freunden. Sollte es jedoch nicht bei diesen Phasen bleiben, müssen Sie eingreifen und einer Sogwirkung und damit im schlimmsten Fall einer Sucht vorbeugen!

Als Eltern sollten Sie aufmerksam werden, wenn Ihr Kind mehrere Stunden täglich am Computer spielt oder stundenlang im Internet chattet. Nicht jedes Kind ist dann bereits computersüchtig! Dennoch müssen Sie als Eltern die Mediennutzung beobachten und gegebenenfalls einschränken. Besonders in der Pubertät ziehen sich Jugendliche gerne zurück und wollen nicht mehr so viel mit der Familie unternehmen. Sie fühlen sich zu alt für Familienausflüge und Spielnachmittage. Oft verbringen sie dann viel Zeit in ihrem Zimmer mit Computer und Internet.

exzessives Spielen und Chatten in der Pubertät

Sie sollten mit ihren jugendlichen Kindern klare Zeitvereinbarungen treffen und den Computer an einem für alle zugänglichen Ort aufstellen. Kinder- und Jugendzimmer sollten frei von Bildschirmmedien sein!

Aber was bedeutet eigentlich Computer- und Internetsucht? Zunächst einmal sollten Sie wissen, dass es verschiedene Arten von Suchterkrankungen gibt. Es gibt zum einen die stoffgebundenen Süchte. Dazu zählen beispielsweise Alkohol- und Drogensucht. Und dann gibt es die nichtstoffgebundenen Süchte, die sogenannten Verhaltenssüchte, zu denen unter anderem das Glücksspiel und die Kaufsucht gehören. Auch Computer- und Internetsucht werden zu dieser zweiten Form der Suchterkrankung gezählt. Im Folgenden wird auf zwei Ausprägungen der Computer- und Internetsucht eingegangen: der Computerspielsucht und der Chatsucht.

stoffgebundene Süchte

Verhaltenssucht

Der nachfolgende Beobachtungsbogen soll Ihnen helfen, Verhaltensänderungen festzustellen, die auf eine Sucht hinweisen können, wenn Sie befürchten, dass Ihr Kind computer- und internetsüchtig ist.

Übung Beobachtungsbogen für Eltern

1. Vernachlässigt Ihr Kind seine Hausaufgaben oder das Lernen?	○ *ja* ○ *nein*
2. Schwänzt Ihr Kind die Schule? (Nehmen Sie Kontakt zur Schule auf.)	○ *ja* ○ *nein*
3. Bekommt Ihr Kind ausreichend Schlaf? (Kleinkinder brauchen 10 bis 12 Stunden, ältere Kinder 8 Stunden pro Nacht.)	○ *ja* ○ *nein*
4. Nimmt Ihr Kind die Mahlzeiten mit der Familie ein?	○ *ja* ○ *nein*
5. Wie oft trifft sich Ihr Kind mit Freunden?	○ *häufig (__ x pro Woche)* ○ *wenig (__ x pro Woche)*
6. Trifft sich Ihr Kind in letzter Zeit weniger mit seinen Freunden als sonst?	○ *ja* ○ *nein*

Computerspiel- und Chatsucht

7. Ist Ihr Kind eher offen oder in sich gekehrt?	○ eher offen ○ eher verschlossen
8. Findet Ihr Kind schnell Kontakt zu anderen Kindern?	○ ja ○ nein
9. Hat Ihr Kind Hobbys?	○ ja ○ nein
10. Wie reagiert Ihr Kind auf Stress?	○ lenkt sich ab mit Musik, Fernsehen, Computer ○ entspannt sich ○ reagiert aggressiv ○ reagiert passiv ○ macht Sport
11. Wie oft in der Woche sitzt Ihr Kind vor dem Computer und Fernseher?	○ x pro Woche
12. Wie viel Zeit verbringt Ihr Kind am Tag mit Computerspielen, Surfen und Fernsehen?	○ Stunden pro Tag
13. Wie reagiert Ihr Kind auf Computerspiel-, Internet- oder Fernsehverbote?	○ aggressiv ○ macht etwas anderes ○ hält das Verbot nicht ein ○ diskutiert mit Ihnen, ohne aggressiv zu werden

> **Achtung**
>
> *Die von Ihnen durch den Beobachtungsbogen festgestellten Verhaltensweisen Ihres Kindes dienen lediglich als eine erste Tendenz. Suchen Sie Hilfe bei einer Beratungsstelle. Denn ob eine Sucht vorliegt oder nicht, kann nur von einem Spezialisten beurteilt werden. Auch Ihr Haus- oder Kinderarzt kann eine erste Anlaufstelle sein. Schildern Sie ihm Ihre Sorgen und Beobachtungen. Er wird mit Ihnen das weitere Vorgehen besprechen!*

Auch wenn Ihr Kind seinen Umgang mit Computer und Internet nicht als problematisch einstuft, müssen Sie als Eltern Ihr Kind genau beobachten. Denn bei einer Computer- und Internetsucht wird die psychische und soziale Entwicklung negativ beeinflusst!

Ob es sich um eine Computerspiel- oder Chatsucht handelt, lässt sich an verschiedenen Merkmalen erkennen:

Spielen und Chatten als wichtigste Aktivität:

Nichts ist für Betroffene wichtiger, als vor dem Computer zu sitzen. Auch während anderer Aktivitäten, beispielsweise in der Schule oder bei Einkäufen, drehen sich die Gedanken permanent um das Spielen oder Chatten. Diese Dominanz der Gedanken ans Spiel oder an den Chat wird begleitet durch ein unstillbares Verlangen nach dem Computer, das auch sozial erwünschte Verhaltensweisen beeinträchtigt.

Regulation negativer Gefühle:

Negative Gefühle können durch Computerspielen und Chatten kompensiert werden. Besonders die ‚Kicks' beim Spielen oder das Abtauchen (Entspannung) verdrängen Stress und Probleme.

Toleranzentwicklung:

Um den gewünschten Effekt, also ein gutes Gefühl, zu erzielen, muss immer länger gespielt und gechattet werden.

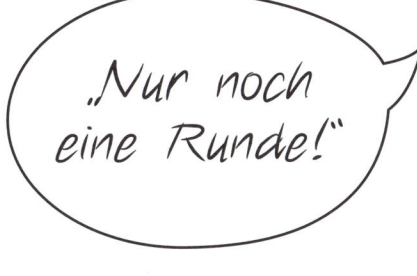
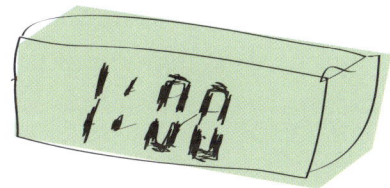

Kontrollverlust:

An eine zeitliche Begrenzung wird sich nicht mehr gehalten, bzw. die Dauer kann nicht mehr kontrolliert werden.

Entzugserscheinungen:

Bei längerer Abstinenz vom Computer treten Symptome wie Ruhelosigkeit, Reizbarkeit und Niedergeschlagenheit auf.

Schädliche Konsequenzen:

Obwohl die sozialen Kontakte abgebrochen, die Schule vernachlässigt oder sogar geschwänzt und Hobbys aufgegeben wurden, kann das Spiel- und Chatverhalten nicht reduziert werden. Auch die Auseinandersetzungen mit den Eltern führen nicht zu einer Verhaltensänderung.

Schaff ich es, oder schaff ich es nicht? – Glücksspielelemente in Computerspielen

Glücksspielelemente

Bei vielen Spielen bindet das umfassende immanente Belohnungssystem den Spieler immer mehr an das Spiel. In ‚Ballerspielen' übernimmt das erfolgreiche Bekämpfen der Gegner die belohnende Funktion. In anderen Spielen erhält der Spieler nach jeder gelösten Aufgabe eine Belohnung in Form von Gegenständen, sogenannten Items, die ihm für das weitere Spiel nützlich sind. Ob der Spieler jedoch die gewünschte Belohnung erhält, ist oftmals Glückssache, weshalb diese Spiele dem Glücksspiel sehr nahekommen.

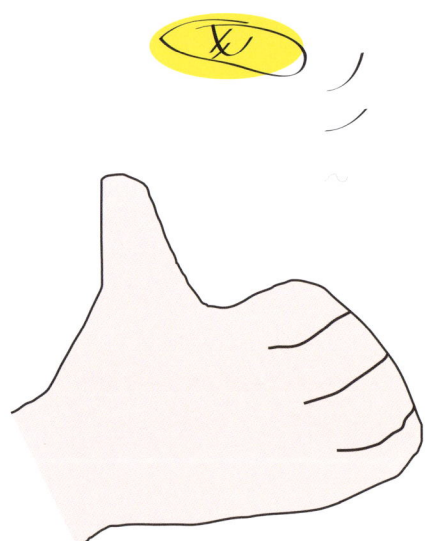

Ihre minderjährigen Kinder werden in Spielwelten gelockt, die süchtig machen, bei denen nach einem kostenfreien Zugang später häufig Kosten entstehen und die oft eine Altersbeschränkung haben. Schauen Sie deshalb genau hin, mit welchen Spielen sich Ihr Kind am Computer beschäftigt!

Glücksspielelemente in Computerspielen

Ob Online-Rollenspiele oder Browsergames, für beide Spieltypen gehört die zufällige Belohnung zum Spieldesign dazu.

Es gibt verschiedene Varianten:

1) Mit ihrer selbsterschaffenen Figur bewegen sich die Spieler durch das Spiel und entdecken die virtuelle Welt. Immer wieder werden sie von Gegnern zum Kampf herausgefordert. Um die immer stärker werdenden Gegner besiegen zu können, müssen die Spieler verschiedene Gegenstände oder Fähigkeiten sammeln, um bessere Eigenschaften zu erlangen, z.B. stärker und schneller zu werden. Mit manchen Items können sie den Gegner verschwinden lassen oder sich nach einem Kampf heilen. Die für das erfolgreiche Spiel wichtigen Items erhalten sie nach einem gewonnenen Kampf. Nur nach welchem Kampf sie einen kostbaren Gegenstand erhalten, ist reine Glückssache. Es könnte jeder Kampf sein! Schwieriger, an die begehrten Gegenstände heranzukommen, wird es, wenn man mit anderen Spielern zusammen den Gegner besiegt hat. Denn dann wird meist gelost, wer die Belohnung erhält.

zufällige Belohnung

2) Selbst ins Spiel eingreifen zu können, ist für viele Spieler eine verlockende Möglichkeit, die an Wichtigkeit zunimmt, wenn anderen Spielern die eigenen Erfolge angezeigt werden. So kann in manchen Spielen der Spielverlauf selbst bestimmt werden, indem Items mit realem Geld gekauft werden. Diese Selbstbestimmtheit ist jedoch ein Trugschluss. Denn oft sind die Items entweder nur sehr kurzlebig oder sie sorgen dafür, dass der Spieler im Fall einer Niederlage nicht komplett verliert, sondern nur eine Stufe herabgesetzt wird. Es bleibt also trotz des gekauften Items Zufall, ob man den Kampf gewinnt oder verliert.

Spielverläufe steuern

Lassen Sie sich die Spiele Ihres Kindes zeigen oder spielen Sie selbst ein paar Level. Es wird Ihnen helfen, die Faszination Ihres Kindes, aber auch die Suchtproblematik besser zu verstehen. Um Ihr Kind zu schützen, müssen Sie sich mit diesen Dingen befassen!

> **Carsten,** 14 Jahre, berichtet von seinen Erfahrungen: *„Ich spiele seit ungefähr 1,5 Jahren ein Rollenspiel. Da geht schon viel Zeit drauf. Ich spiele täglich bestimmt so 3 bis 4 Stunden und am Wochenende noch mehr. Es dauert aber auch immer etwas, bis man die Gegner besiegt hat. Zurzeit hoffe ich auf einen ganz besonderen Gegenstand, der mich und meine Mitspieler mit einem Schutzschild umgibt. Den gibt es nur ganz selten und er kann auch nur von Spielern getragen werden, die die Stufe 70 erreicht haben. Das ist schon eine sehr hohe Stufe. Ich bin gerade bei Stufe 68. Ich müsste aber bald wieder eine Stufe aufsteigen, weil ich seit meiner letzten Stufe an 30 Kämpfen teilgenommen habe."*

Zufallsspirale

Ob Ihr Kind wochenlang spielt, um den ersehnten Gegenstand endlich zu erhalten oder es mit gekauften Items das Spielgeschehen zu kontrollieren versucht, in beiden Fällen gerät Ihr Kind in eine Zufallsspirale aus Erfolg und Niederlagen, aus der es nicht mehr herausfindet und die letztendlich in eine Abhängigkeit führen kann.

kein Geld für Zusatzitems

Sie sollten klare Stellung zum Glücksspiel beziehen! Reden Sie mit Ihrem Kind! Begrenzen Sie die Spielzeiten und bieten Ihrem Kind alternative Beschäftigungsmöglichkeiten an! Insbesondere wenn Ihr Kind Geld für Zusatzitems ausgibt, müssen Sie einen Riegel davor schieben! Um die begehrten Items zu beschaffen, wird es den Spielern sehr leicht gemacht, indem sie über das Handy die Käufe vornehmen können. Die niedrigen Beträge verführen zu Spontankäufen, was sind schon 99 Cent? Natürlich summieren sich die kleinen Beträge zu einem großen, und schnell hat Ihr Kind die Sache nicht mehr unter Kontrolle. Sehen Sie sich die Handyrechnung Ihres Kindes und Ihre eigene deshalb genau an. Die Cent-Beträge fallen oft erst auf den zweiten Blick auf!

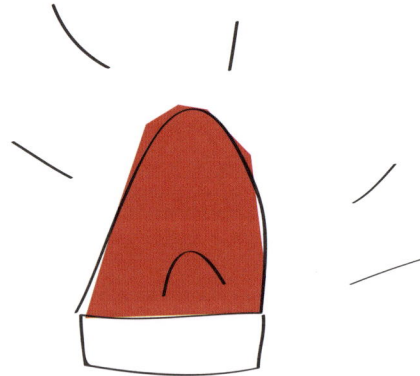

Glücksspielelemente in Computerspielen

Vorsicht: Viele Browsergames locken die Spieler damit, kostenlos spielen zu können. Jedoch können sie nur mit dem Kauf von Zusatzitems richtig erfolgreich sein. Lassen Sie sich hier von Ihrem Kind nicht überreden, dieses Spiel spielen zu dürfen.

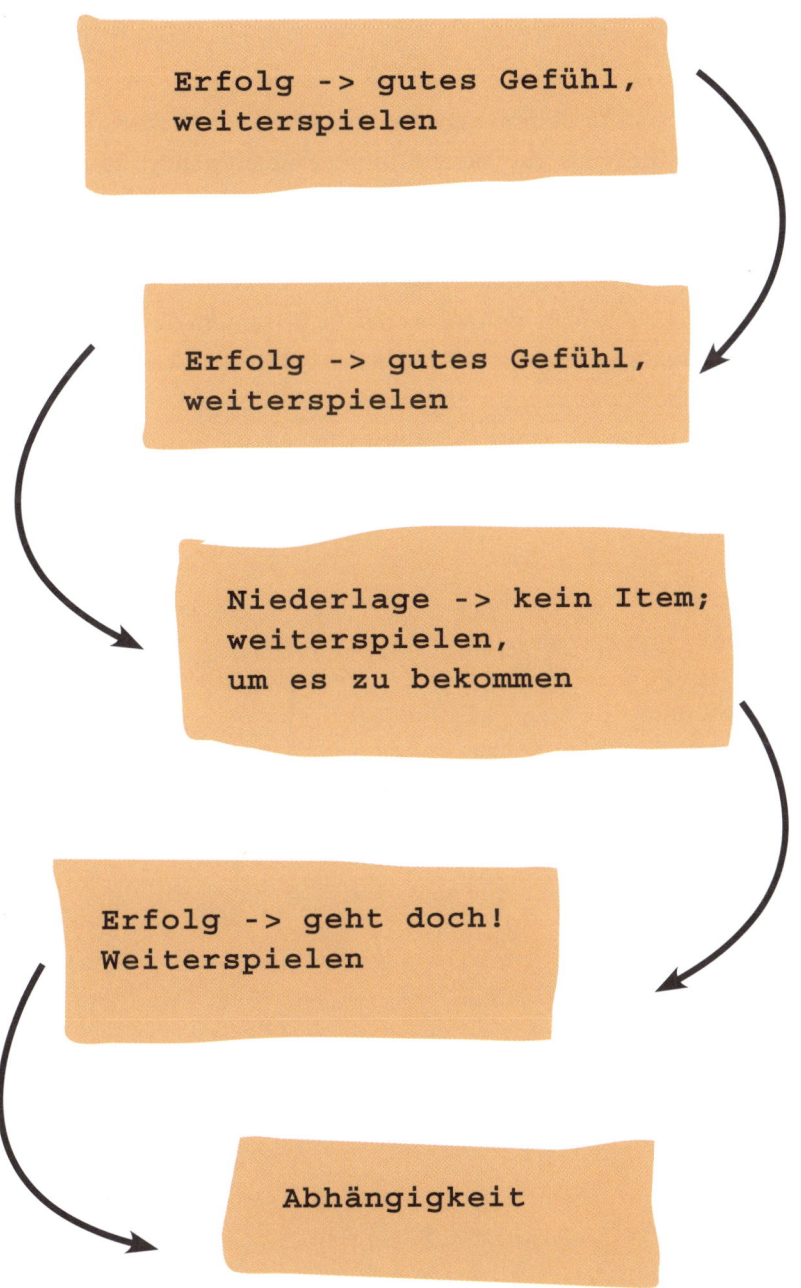

Flucht aus dem Alltag – Probleme mit Computerspielen und Chats verdrängen

Zusammengehörigkeitsgefühl

Neben dem Belohnungssystem üben auch weitere Faktoren eine Sogwirkung auf Ihr Kind aus. Bei fast allen Spielen gehört es dazu, mit anderen im Team zusammenzuspielen und zu kommunizieren. Das gemeinsame Kämpfen oder Lösen einer Aufgabe verleiht ein starkes Zusammengehörigkeitsgefühl, das eine reale Einsamkeit überdecken kann. Zwar fühlt sich Ihr Kind einer Gruppe zugehörig, sitzt aber dennoch einsam in seinem Zimmer vor dem Computer.

zwei Seiten der Medaille

Nachteilig ist zudem, dass sich aus der gefühlten Gemeinschaft nur allzu schnell ein Gruppenzwang ergibt. Jeder Spieler fühlt sich verpflichtet, die Gruppe nicht im Stich zu lassen. Stattdessen wird lieber auf Schlaf, gemeinsame Mahlzeiten mit der Familie oder auf Schule verzichtet.

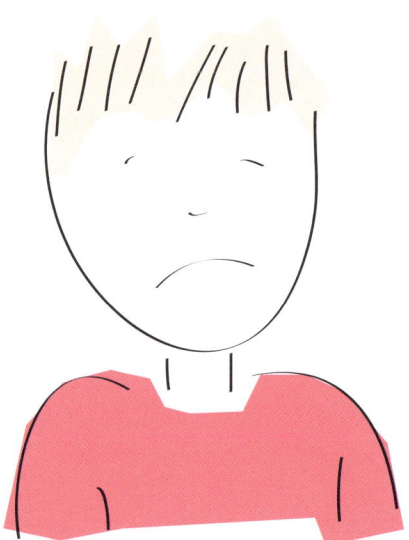

Achten Sie darauf, dass Ihr Kind sich nicht nachts den Wecker stellt, um zu spielen. Auch die Mahlzeiten sollten nicht vor dem Computer eingenommen werden. Gegessen wird zusammen, denn kein Spiel ist wichtiger als das gemeinsame Essen mit der Familie!

Flucht aus dem Alltag

Immer wieder können wir bei unseren Kindern beobachten, wie wichtig für sie das Messen mit anderen Kindern ist. Von klein auf möchten sie uns zeigen, was sie können. Auch älteren Kindern macht es Spaß, sich mit anderen zu vergleichen. Zusätzlich spornt der Vergleich an, sich mehr anzustrengen. Auch im Computerspiel gehört der Leistungsvergleich dazu. In diesem Fall steht der Spaß- und Lernfaktor jedoch im Hintergrund. Hier dient der Leistungsvergleich vielmehr dazu, jeden Spieler an das Spiel zu binden. Der eigene Leistungsstand ist anderen Spielern einsehbar. Somit kann jeder erkennen, wie oft und wie erfolgreich gespielt wurde.

Leistungsvergleich

Nach diesen beiden Faktoren erhalten die Spieler Erfahrungspunkte, die sie benötigen, um Stufen aufzusteigen (und damit beispielsweise neue Fähigkeiten zu erlangen) oder mit denen sie erkämpfte Items ersteigern können. Um im Vergleich mit anderen Spielern nicht ins Hintertreffen zu geraten oder sogar von der Gruppe ausgeschlossen zu werden, weil man für sie zu schwach und damit nutzlos ist, ist das ständige Spielen unerlässlich.

ans Spiel binden

Der Tamagotchi-Effekt

Einige Spiele sind so angelegt, dass sich der Spieler ständig um etwas kümmern muss, sei es um einen virtuellen Garten oder ein virtuelles Haustier. Kinder werden durch dieses Spielprinzip ständig in die virtuelle Welt hineingezogen. Besonders die Möglichkeit, diese Spiele auch auf Handys spielen zu können, führt zu ständiger Ablenkung und bindet das Kind an den Bildschirm!

Kinder und Jugendliche, die einen Mangel an Anerkennung und Aufmerksamkeit haben und mehr Bestätigung von ihrer Außenwelt brauchen, werden Spiele, die ihnen diese Gefühle vermitteln, immer länger und öfter spielen. Im schlimmsten Fall geraten sie so in eine Abhängigkeit!

ausgeschlossen sein

Aber auch wenn Kinder und Jugendliche sich ausgeschlossen fühlen, sei es von ihren Freunden oder ihrer Familie, flüchten sie sich nur zu gerne in virtuelle Welten, in denen sie dann angenommen werden. Durch das gemeinsame Spielen in Gruppen bekommen sie das Gefühl, gebraucht zu werden. Aus ganz verschiedenen Gründen können Kinder und Jugendliche das Gefühl entwickeln, nicht mehr wichtig für ihre Mitmenschen zu sein. Das kann zum Beispiel die Scheidung der Eltern sein oder die Geburt eines Geschwisterkindes und das Gefühl, den Eltern nicht mehr wichtig zu sein. Aber auch ein Schulwechsel oder die Pubertät – oft geht dieser Entwicklungszeitraum mit vermehrten Auseinandersetzungen mit den Eltern einher – können ein Gefühl des Ausgeschlossen-Seins und Nicht-Verstanden-Werdens auslösen. In der Pubertät wird alles Vertraute auf den Kopf gestellt und hinterfragt, was zu einer großen Verunsicherung führen kann. Trotz oppositionellen Verhaltens haben Jugendliche ein Bedürfnis, verstanden und angenommen zu werden und suchen nach Orientierung und Halt.

nicht verstanden werden

Besonders in der Pubertät fühlen sich Jugendliche schnell ausgeschlossen und unverstanden. Bleiben Sie deshalb mit Ihrem Kind im Kontakt und gehen Sie verständnisvoll und feinfühlig auf die Probleme ein!

exzessives Chatten

Nicht nur in Spielen finden Jugendliche Zuflucht und einen Ort, an dem sie mit Gleichgesinnten zusammenkommen. Gerade Chats bieten die Möglichkeit, sich auszusprechen und sich angenommen zu fühlen. Insbesondere Mädchen nutzen diese Form der Kompensation.

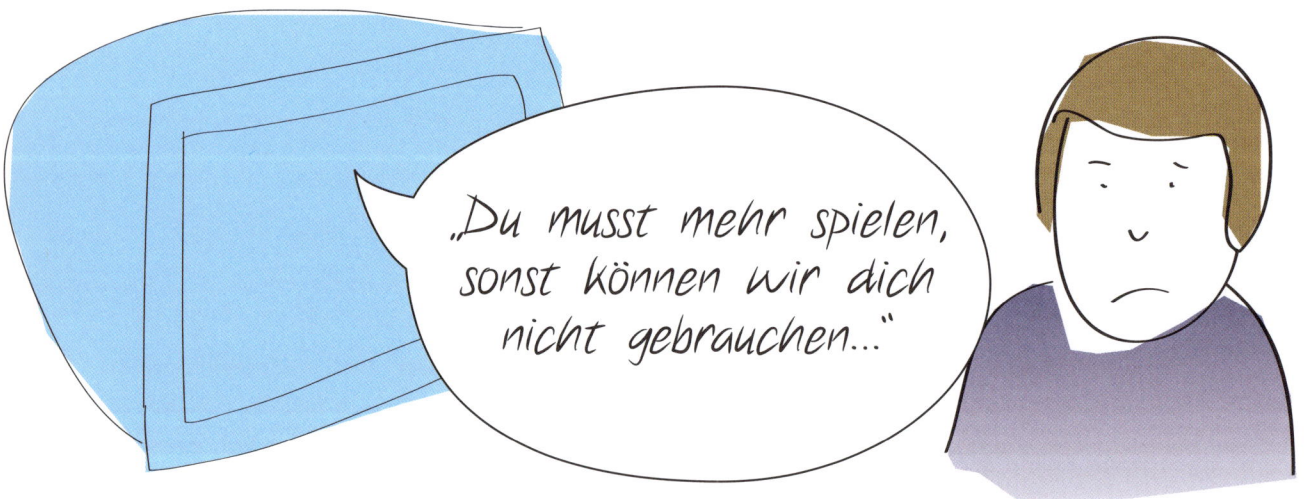

„Du musst mehr spielen, sonst können wir dich nicht gebrauchen..."

Flucht aus dem Alltag

> **Diana:** „Ich habe heute keine Lust, wieder auf Felix aufzupassen. Der nervt mich immer nur!"
> **Vater:** „Wieso müssen wir ständig diskutieren. Mach doch einfach mal, was man dir sagt! Außerdem hast du doch eh nichts Besonderes vor heute, oder?"
> **Diana:** „Ich bin eigentlich um 7 Uhr noch verabredet!"
> **Vater:** „Mit wem denn?"
> **Diana:** „Ach, mit verschiedenen Freunden im Internet."
> **Vater:** „Freunde im Internet? Das sind doch keine Freunde!"
> **Diana:** „Doch! Die verstehen mich wenigstens und hören mir auch zu!"

Der Dialog zwischen Diana und ihrem Vater zeigt auf beiden Seiten typische Reaktionen: Der Vater möchte einfach nur, dass Diana das macht, was er von ihr verlangt, ohne es mit ihr abzusprechen oder auf sie einzugehen. Diana fühlt sich wegen ihres jüngeren Bruders zurückgesetzt und stellt sich stur. Bei ihren Internetbekanntschaften fühlt sie sich verstanden und flüchtet deshalb in diese Welt. Der Vater hinterfragt das Verhalten seiner Tochter nicht und geht der Sache auch nicht näher auf den Grund. Er sorgt sich auch nicht darum, ob seine Tochter mit Freunden aus ihrer realen Welt chattet oder vielleicht sogar mit Fremden. Hier besteht die Gefahr darin, dass Diana mit fremden Chatpartnern über private Angelegenheiten spricht und sie ein Vertrauensverhältnis aufbaut. Wirkliches Vertrauen wie in realen Beziehungen wird so aber nicht aufgebaut. Diana fühlt sich von ihren Eltern nicht genug beachtet. Im Chat meint sie etwas zu finden, was sie im realen Leben nicht findet. Hinter einem scheinbar vertrauenswürdigen Chatpartner kann sich aber auch eine Person mit anderen Absichten verbergen. Manch gute Internetbekanntschaft hat sich bei einem realen Treffen als Enttäuschung entpuppt. Ergänzt die mediale Kommunikation die reale, kann sie eine Bereicherung sein. Wenn sie die reale Begegnung zunehmend ersetzt, wird sie zum Problem.

Schauen Sie genau hin, mit wem Ihr Kind chattet. Ihr Kind sollte sich lieber Ihnen anvertrauen können als Fremden im Internet.

erhöhte Suchtgefahr

Gerade, wenn Kinder und Jugendliche das Chatten und Spielen dazu verwenden, um andere Probleme zu kompensieren, besteht erhöhte Suchtgefahr. Aber warum ist das so? Hier finden die Betroffenen etwas, was sie ohne Hilfe des Mediums nicht bekommen, und deshalb möchten sie mehr davon.

Ausgleich negativer Gefühle

Spielen Kinder in jungen Jahren schon am Computer, erleben sie dieses Spielen als unterhaltend und als etwas, das Spaß macht und ein gutes Gefühl erzeugt. Sie meinen, dass ihnen diese Tätigkeit gut getan hat. Immer öfter in stressigen und unangenehmen Situationen wird das körpereigene Belohnungssystem nach einem Ausgleich für negative Gefühle verlangen und daran erinnern, dass das Spielen oder Chatten dabei geholfen haben. Negative Gefühle werden dann mittels Computer und Internet verdrängt!

Spielen und Chatten werden als belohnendes Verhalten in stressigen und unangenehmen Situationen erlernt. Sie können zur einzigen wirkungsvollen Bewältigungsstrategie werden! Ihr Kind muss aber lernen, sich kritisch mit seinen Problemen auseinanderzusetzen und diese selbst zu lösen. Helfen Sie ihm dabei.

Suchtentstehung

Ausgangssituation

Negatives Gefühl: Einsamkeit, keinen Kontakt zu Gleichaltrigen finden, Nicht-Verstanden-Werden, Ärger, Trauer, Stress etc.

Verhalten

Spielen oder Chatten, um sich abzulenken.

Verlangen

Das Verlangen, zu spielen oder zu chatten, wird bei jeder negativen Situation größer.

Bestätigung

Sich mit Spielen oder Chatten abzulenken, hat man sich verdient. Die virtuelle Welt wird bedeutungsvoller und belohnungsgeladener als die reale Welt. Hier finden Kinder und Jugendliche etwas, was ihnen im realen Leben verwehrt ist.

Suchtgefahr

Exzessives Spielen und Chatten wird zur einzigen Bewältigungsstrategie, um negative Gefühle zu verdrängen. Zusätzlich gibt es einen Kick, den man sonst nicht bekommt.

Schulisches Versagen, kein Selbstwertgefühl, kein Anschluss an Gleichaltrige und Ängstlichkeit sind häufige Faktoren, die zu einer Flucht in Computerspiele und Chats führen können!

Auch wenn Kinder und Jugendliche das Gefühl haben, sich durch das Spielen oder Chatten besser zu fühlen, ist das nur ein vorübergehendes Gefühl. Immer häufiger werden sie den Computer und das Internet benutzen, um ihre negativen Gefühle zu kompensieren. Dass sie jedoch ihre eigentlichen Probleme nicht angehen, sondern vor ihnen davonlaufen, merken sie nicht: Wenn Ihr Kind beispielsweise immer schon schüchtern war und sich in eine virtuelle Welt flüchtet, wird es sein Schüchternsein nicht überwinden.

Gefühle kompensieren

Probleme müssen jedoch offensiv angegangen werden. Stärken Sie das Selbstbewusstsein Ihres Kindes, indem Sie ihm erklären, dass jeder Probleme hat, und zeigen Sie ihm Lösungswege. Geben Sie Ihrem Kind das Gefühl, mit Ihnen auch unangenehme Themen besprechen zu können.

Wie Kinder ihren eigenen Umgang mit Computer und Internet einschätzen, können Sie anhand des folgenden Fragebogens erkennen. Auch Sie als Eltern sollten den Fragebogen nach Ihren Einschätzungen über Ihr Kind ausfüllen.

Übung Mein Spiel- und/oder Chatverhalten für Ihr Kind

	stimmt zu	stimmt nicht zu
1. Wenn ich am Computer spiele oder chatte, fühle ich mich gut.	○	○
2. Jeden Tag zu spielen oder zu chatten, gehört für mich zu einem perfekten Alltag dazu.	○	○
3. Wenn ich nicht spielen/chatten kann, fühle ich mich schlecht/gereizt/nervös.	○	○
4. Ich denke oft an meinen Spielverlauf/Chat, auch wenn ich in der Schule bin.	○	○
5. Statt mit meinen Freunden oder meiner Familie etwas zu unternehmen, spiele/chatte ich lieber.	○	○
6. Spielen/Chatten lässt mich negative Gefühle wie Ärger oder Ausgeschlossensein vergessen.	○	○

Flucht aus dem Alltag

Gerade wenn die Fronten zwischen Ihnen und Ihrem Kind aufgrund von Streitereien um sein Computerspiel- oder Chatverhalten verhärtet sind, kann es sein, dass Ihr Kind den Fragebogen nicht immer wahrheitsgemäß beantwortet. Deshalb sollten Sie Ihrem Kind, bevor es den Bogen ausfüllt, erklären, dass es nicht darum geht, ihm zu zeigen, wie falsch sein Spiel- oder Chatverhalten ist. Vermitteln Sie ihm glaubhaft, dass Sie sich Sorgen machen und wissen möchten, warum es so viel spielt oder chattet.

verhärtete Fronten

Jutta A. berichtet: *„Immer wenn Luca von der Schule nach Hause kommt, schmeißt er seinen Rucksack in die Ecke und setzt sich direkt an den Computer. Früher habe ich ihn noch zum Mittagessen gerufen und wir haben dann gemeinsam gegessen. Heute holt er sich seinen Teller in sein Zimmer und isst dort alleine, während ich alleine in der Küche esse. Ich sehe ihn nur noch selten. Er kommt kaum aus seinem Zimmer raus. Fast täglich gibt es Streit zwischen mir und ihm oder zwischen ihm und seinem Vater. Wir kommen einfach nicht mehr an ihn ran."*

Dieses Gefühl haben sicherlich viele Eltern. Oft befinden sich Ihre Kinder dann schon in einem Teufelskreis.

Wenn Sie merken, dass sich Ihr Kind zurückzieht, lassen Sie es nicht allein. Und vor allem nicht bei der Zuflucht in virtuelle Welten! Zeigen Sie Interesse an Ihrem Kind und nehmen Sie sich ausreichend Zeit, um Kontakt und Beziehung zu ermöglichen.

Wenn es eine bestimmte Situation gibt, an der Sie die Veränderung Ihres Kindes festmachen können, dann versuchen Sie, gemeinsam eine Lösung zu finden. Vielleicht hilft es, wenn Sie jeden Abend besprechen, was den Tag über vorgefallen ist, was gut und was schlecht war. So fühlt sich Ihr Kind von Ihnen ernst genommen.

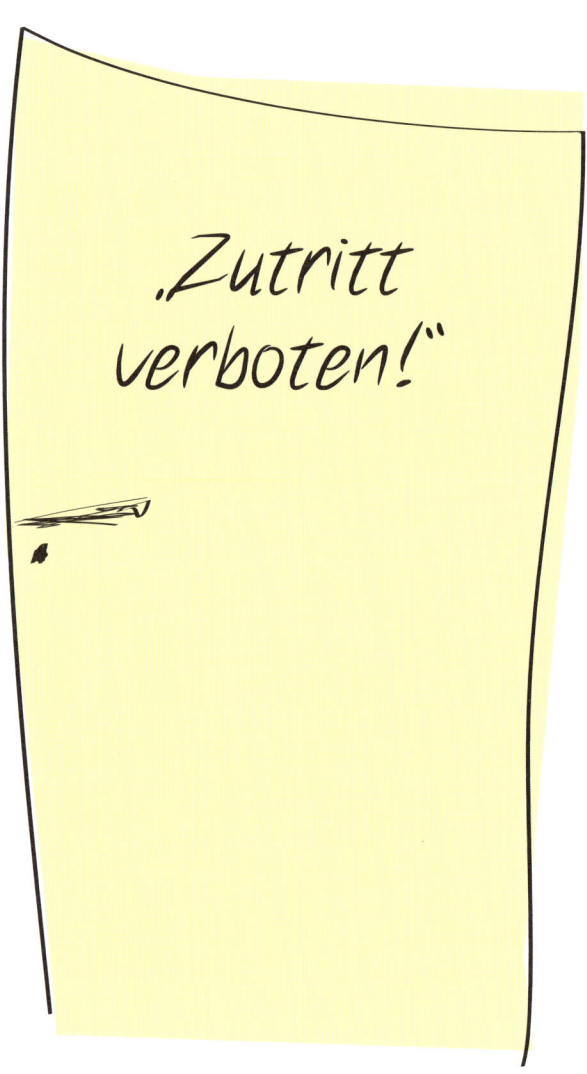

Gefahren des World Wide Web

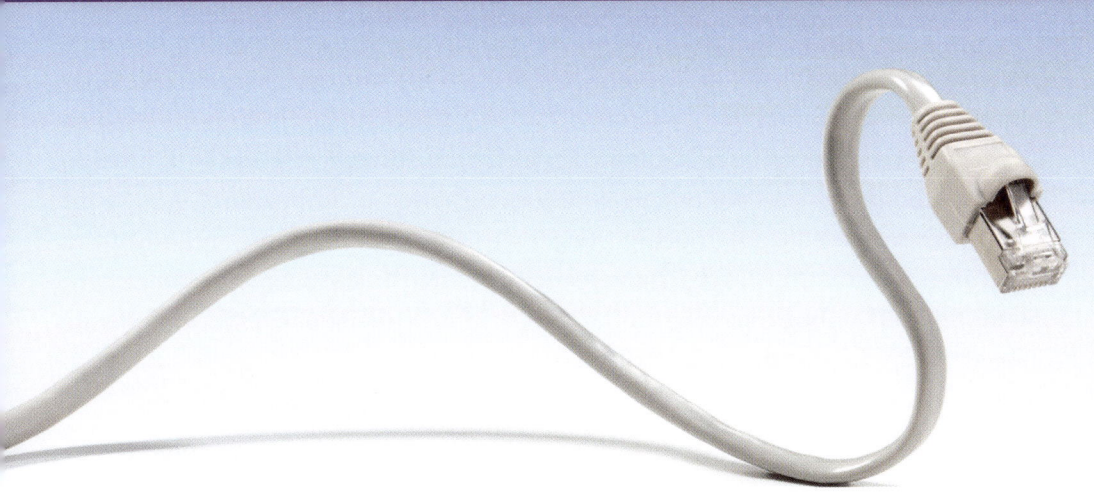

Gefahren

Gewalthaltige und pornografische Inhalte

Gefährdung

Da heutzutage bereits kleine Kinder durch das Internet surfen, sind sie aufgrund ihres geringen Kritikbewusstseins besonders gefährdet, missbräuchliche Inhalte zu konsumieren. Der Zugang zu diesen Inhalten, ob unfreiwillig oder gezielt, ist leicht. Suchmaschinen bieten einen schnellen Zugriff auf entsprechende Seiten, und durch Verlinkungen kann Ihr Kind schnell – auch durch Unwissen – an solche Inhalte geraten. Um Ihr Kind davor zu schützen, sollten sie den von Ihrem Kind genutzten Computer mit einer Software versehen, die derlei Inhalte blockiert.

selbstgedrehte Gewaltvideos

Das Konsumieren von Horror- und Gewaltvideos führt zu einem Abstumpfen gegenüber gewalthaltigen Handlungen. Auch selbstgedrehte gewalthaltige Videos lassen sich leicht via Internet verbreiten. Seien Sie besonders alarmiert, wenn Sie merken, dass sich Ihr Kind Videos ansieht, in denen Personen aus seinem Umfeld gewalttätig angegangen oder gedemütigt werden. Sie müssen Ihrem Kind verständlich machen, dass solche Videos und Taten kein Spaß sind! Gehen Sie der Sache auf den Grund. Fragen Sie nach, wie es zu der Situation kommen konnte und wer das Video gedreht hat. Sollten Sie auf dem Video Mitschüler Ihres Kindes erkennen, so verständigen Sie den Klassenlehrer. Wenn Ihr Kind an dem Dreh des Videos oder sogar an der Gewaltausübung beteiligt war, müssen Sie einschreiten. Denn wenn gewalttätiges Verhalten nicht begrenzt wird, wird es häufig fortgesetzt oder noch gesteigert. Ist ihr Kind das Opfer oder fühlt es sich zumindest auch bedroht, dann wenden Sie sich an die Schule, andere Eltern und die Polizei. Begleiten Sie Ihr Kind in solchen Fällen zur Schule und stehen Sie als Gesprächspartner zur Verfügung.

Gewalthaltige und pornografische Inhalte

Als Eltern müssen Sie Ihr Kind vor Inhalten schützen, die nicht zu einer gesunden, toleranten und aufgeklärten Entwicklung beitragen!

Auch der Konsum von Pornografie über das Internet ist für die Entwicklung einer eigenen aufgeklärten Sexualität nicht förderlich. In der Pubertät entdecken Jugendliche entwicklungsgemäß ein Interesse am anderen Geschlecht, das durch den leichten Zugang zu pornografischen Videos über das Internet gestillt werden kann. Dadurch kann es passieren, dass sie die in den Internetvideos dargestellten Szenen als realistisch wahrnehmen und die Vorstellung einer primär reizgesteuerten, primitiven Sexualität ohne die Notwendigkeit partnerschaftlicher Gefühle entwickeln. Frauen werden oft als Sexualobjekte ohne eigene Bedürfnisse dargestellt, die sich dem Mann zu fügen haben. Es besteht die Gefahr, dass die Jugendlichen diese Vorstellung von Sexualität für ihre eigene Partnerschaft übernehmen.

fehlgeleitete Sexualvorstellungen

Des Weiteren bauen die Darstellungen von sexuell potenten Männern und gefügigen Frauen Erwartungen in den Jugendlichen auf, die sie in ihrem beginnenden Sexualleben zu erfüllen versuchen. Das Scheitern an diesen unerfüllbaren Vorstellungen werden sie auf ihr eigenes Versagen zurückführen, wodurch sich Minderwertigkeitsgefühle entwickeln können.

unerfüllbare Vorstellungen

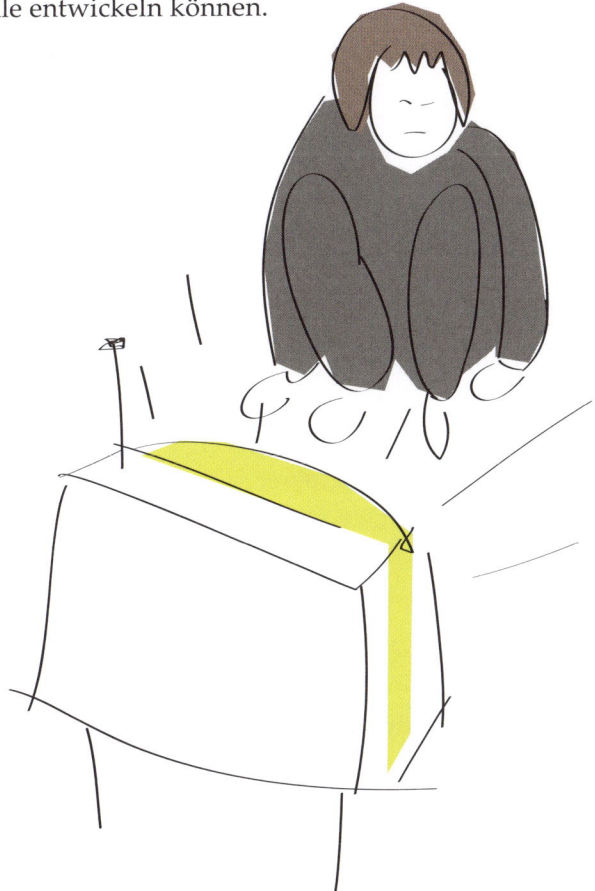

Internet-Sexsucht

Die ständige Verfügbarkeit pornografischer Videos erschwert die Entwicklung einer Bindungsfähigkeit und kann sich bei exzessivem Konsum zu einer Internet-Sexsucht entwickeln, bei der die eindimensionale auf Erregung reduzierte Bedürfnisbefriedigung im Mittelpunkt steht. Im Laufe der Sucht nimmt die erlebte Intensität, die der Konsum von pornografischen Inhalten hat, immer weiter ab. Da der Süchtige jedoch seine Suchtbefriedigung erhalten möchte, muss er in immer kürzeren Abständen pornografische Inhalte konsumieren oder die Reizstärke durch den Umstieg auf extravagantere, ‚härtere' Inhalte erhöhen, beispielsweise durch den Wechsel von Softcore- zu Hardcore-Pornografie. Diese Entwicklung führt zu einer mangelhaft ausgeprägten Fähigkeit, die Befriedigung der augenblicklichen Bedürfnisse zu unterdrücken. Der Vorenthalt einer Bedürfnisbefriedigung führt zu aggressivem Verhalten. Jugendliche sind besonders gefährdet, internet-sexsüchtig zu werden, wenn sie mittels Pornografie andere Emotionen und Probleme zu überdecken versuchen, sich beispielsweise schwertun, Bindungen einzugehen oder sich durch den Konsum von Pornografie aufwerten wollen.

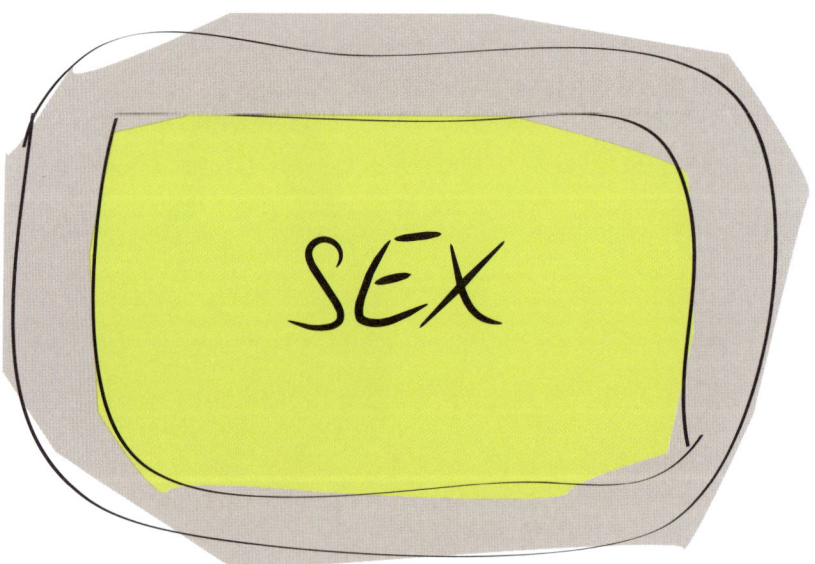

Scheuen Sie sich nicht, das aufklärende Gespräch mit Ihrem Kind zu suchen. Zeigen Sie sich verständnisvoll und reagieren Sie nicht ablehnend auf Nachfragen.

Als Eltern sollten Sie mit Ihrem heranwachsenden Kind offen über Sexualität sprechen. Treten Sie dabei nicht moralisch auf und stecken die Pornografie in die ‚Schmuddelecke', sondern versuchen sie die Faszination, die pornografische Inhalte auf Ihr Kind auszuüben scheint, zu verstehen. Erklären Sie Ihrem Kind den Unterschied der eindimensionalen Triebbefriedigung durch Pornografie und der emotionalen Sexualität innerhalb einer Beziehung. Pornografie bildet nicht das reale Leben ab, deshalb muss sich Ihr Kind nicht schämen, die erzeugten Erwartungen nicht zu erfüllen. Ermutigen Sie es, sich Zeit zu lassen, seine eigene Sexualität zu ergründen und eigene Erfahrungen zu machen. Das fällt Ihrem Kind natürlich umso schwerer, je mehr es sich mit Gleichaltrigen vergleicht und sich als Außenseiter empfindet. Sie als Eltern sind hier – auch bereits vor der Pubertät – gefragt, Ihrem Kind Selbstvertrauen zu vermitteln. Aber genau das kann in der Phase der Pubertät stark auf die Probe gestellt werden.

offene Gespräche

Seien Sie für Ihr Kind da und versuchen es in dieser aufwühlenden Zeit zu verstehen. Geben Sie ihm die nötige Orientierung, aber sprechen Sie das Thema Sexualität behutsam an, denn für Ihr heranwachsendes Kind können solche Gespräche mit den Eltern auch unangenehm sein.

„Da passiert schon nichts!" – Der Umgang mit persönlichen Daten

Die Nutzung sozialer Netzwerke gehört für viele Kinder und fast jeden Jugendlichen zum Alltag. Sie melden sich dort mit ihrem Namen an, laden persönliche Fotos und Videos (nicht selten auch Fotos in alkoholisiertem Zustand oder erotische Bilder) hoch und geben sogar ihre Telefonnummer und E-Mail-Adresse preis. Zwar hat man als Nutzer in vielen Netzwerken die Möglichkeit, den Personenkreis, der die hinterlegten Informationen einsehen darf, selbst zu bestimmen, doch schränken viele Nutzer den persönlichen Datenzugang nicht ein.

Gefahren des World Wide Web

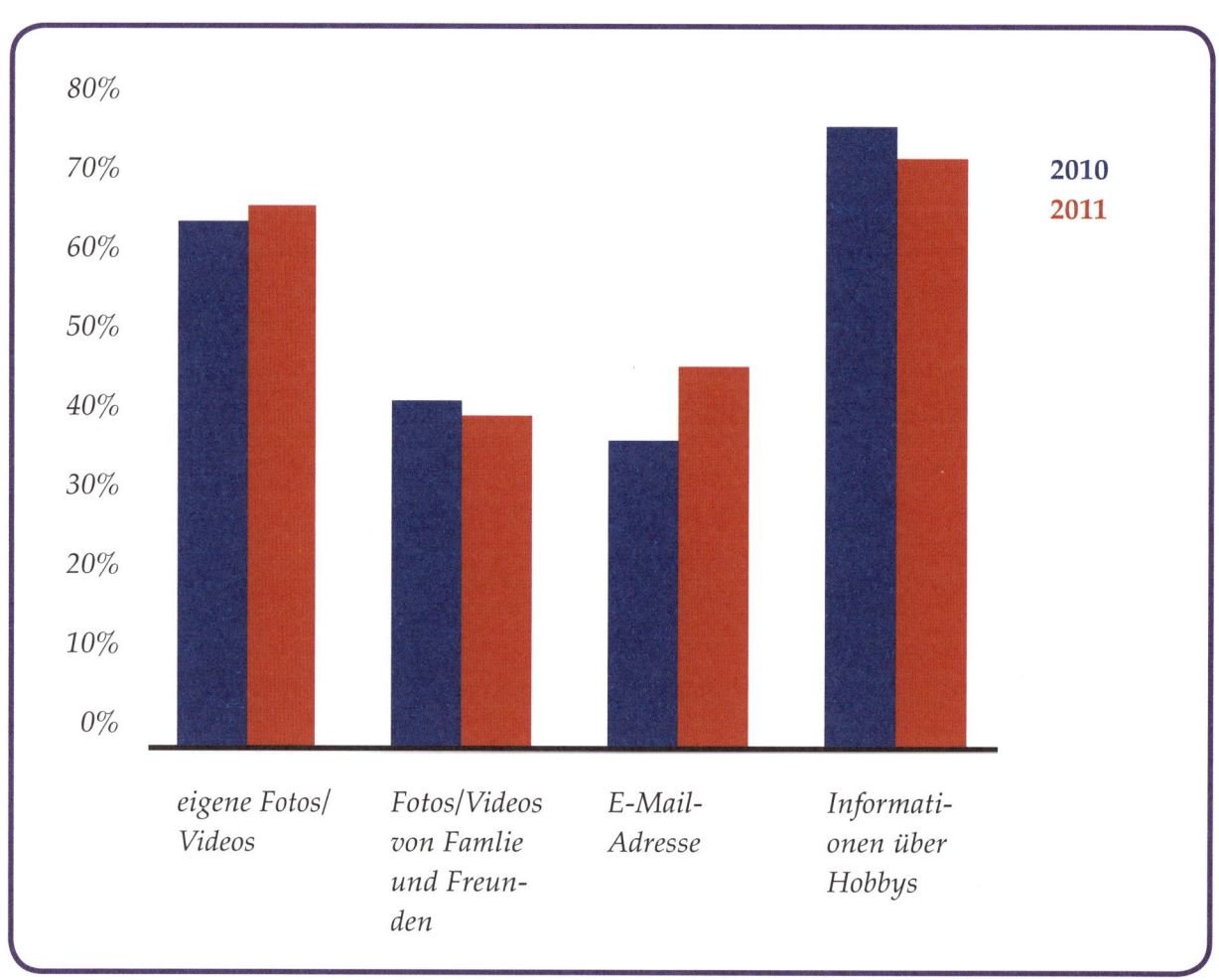

Hinterlegte persönliche Daten im Internet (JIM-Studie)

Weitergabe persönlicher Daten

Wenn Ihr Kind in einem sozialen Netzwerk angemeldet ist, sollten Sie mit ihm die Einstellungen der privaten Daten gemeinsam vornehmen und kritisch hinterfragen, welche persönlichen Informationen ins Internet gestellt werden sollten. Sprechen Sie mit Ihrem Kind über mögliche Missbrauchsfälle, beispielsweise über das Hochladen von Fotos durch andere, auf denen Ihr Kind in einer (für sich) peinlichen Pose zu sehen ist. Schnell kann Ihr Kind aus dem zu lockeren Umgang mit den eigenen Daten zu einem Mobbingopfer werden. Ohne es zu merken, kann es zudem die Kontrolle über die eigenen Daten verlieren. Das kann passieren, wenn diese z. B. von der Internetseite, auf der Ihr Kind registriert ist, an andere Anbieter weitergegeben werden. Bemerkbar macht sich eine solche

Weitergabe der persönlichen Daten durch ständige Werbemails und -anrufe auf dem Handy. Auch zu einer Party sollte nicht über ein Netzwerk wie Facebook eingeladen werden, da sich sonst eventuell viele ungeladene Gäste einfinden.

Besprechen Sie mit Ihrem Kind die Funktionsweise des Internets, denn einmal freigegebene Daten können nicht so schnell wieder aus dem Internet gelöscht werden, da das Internet eine riesige Datenspeicheranlage ist. Sensibilisieren Sie Ihr Kind dafür, dass auch das aktive Löschen von Inhalten auf einer Seite nicht heißen muss, dass die Daten tatsächlich aus dem Internet entfernt sind. Sie können trotz des Löschvorgangs noch im Internet auffindbar sein.

Internet = Datenspeicheranlage

Auch wenn Internetseiten einen seriösen Eindruck machen, sollten Sie Ihrem Kind einen vorsichtigen Umgang mit seinen Daten nahelegen. Sie sollten Bescheid wissen, auf welchen Seiten Ihr Kind persönliche Angaben machen möchte. Schauen Sie sich gemeinsam die Seite auf ihre Seriosität hin an. Sicherlich sind Seiten von bekannten Firmen seriöser als von unbekannten. Aber auch hier sollten Sie mit Ihrem Kind überlegen, welche Informationen sie dort mitteilen wollen.

Cyber-Mobbing – Demütigung und aggressive Angriffe aus dem Internet

Unter dem Begriff ‚Mobbing' werden wiederholt verübte Angriffe verstanden, mit denen eine Person schikaniert wird. Geschieht diese Schikane im Internet, wird sie als ‚Cyber-Mobbing' bezeichnet. Die Merkmale für Mobbing und Cyber-Mobbing sind sehr ähnlich. Anstatt ein Opfer direkt verbal oder körperlich anzugehen, wird beim Cyber-Mobbing auf die Mittel der Informations- und Kommunikationsmedien, wie Internet und Handy, zurückgegriffen.

Schikane

In den meisten Cyber-Mobbing-Fällen kennen sich Täter und Opfer aus dem realen Leben, oft gehen sie sogar in dieselbe Klasse. Wird Ihr Kind vormittags in der Schule von seinen Mitschülern gemobbt, dann ist die Wahrscheinlichkeit groß, dass es auch im Internet in Chats und sozialen Netzwerken von diesen attackiert wird.

Täter und Opfer

Gefahren des World Wide Web

anonyme Verunglimpfung

Anders als in der realen Welt haben Täter im Internet die Möglichkeit, ihr Opfer anonym zu schikanieren. Hemmungslos verbreiten sie Gerüchte und stellen verunglimpfende Fotos und Videos ins Internet, die dort in Sekundenschnelle an ein riesiges Publikum weitergeleitet werden können. Fotos und Videos werden häufig auch manipuliert, um das Opfer in möglichst peinlichen Situationen zu zeigen.

Motive der Täter

Da Cyber-Mobbing oft innerhalb von sozialen Gruppen eines realen Umfelds, z. B. einer Schulklasse, verübt wird, ist auch das Bedürfnis nach Anerkennung in dieser Gruppe das bekannteste Motiv, zum (Mit-)Täter bei einer Cyber-Mobbing-Attacke zu werden. Auch die Angst, selbst ausgegrenzt zu werden, lässt viele lieber selbst mitmobben. Das Gefühl von Macht und Dominanz sowie Enthemmung durch die Anonymität des Internets sind weitere Motive, andere zu ärgern. Wenn Sie von solchen Ärgereien Ihres Kindes erfahren, hören Sie genau hin. Ist Ihr Kind selbst das Opfer, nur ein neutraler Beobachter oder (Mit-)Täter? Wenn es sich um letztgenannte Rolle handelt, fragen Sie nach, was die Gründe für das Mobbing eines anderen Kindes sind. Führen Sie Ihrem Kind unbedingt vor Augen, dass sein rücksichtsloses Verhalten nicht toleriert wird, und machen Sie ihm verständlich, was es mit dem Opfer anrichtet. Wenn Ihr Kind das Internet zum Mobben nutzt, sollten Sie ihm nicht weiter erlauben, das Internet zu nutzen.

Treten Sie konsequent auf, wenn Ihr Kind ein anderes schikaniert. Hören Sie sich aber auch seine Gründe an. In manchen Fällen gibt es einen das Mobbing auslösenden Vorfall zwischen den Kindern. Erklären Sie Ihrem Kind aber auf jeden Fall, dass sein Weg nicht der richtige war und Zwistigkeiten anders gelöst werden.

5 Arten von Cyber-Mobbing

Gerüchte verbreiten:
Der Täter verbreitet Gerüchte und Lügen über das Opfer, indem er sie per Mail oder in Foren anderen mitteilt.

Verrat:
Der Täter gibt private Informationen über sein Opfer preis und stellt gegen dessen Willen peinliche Fotos ins Internet.

Cyber-Mobbing

Betrug:
Der Täter gibt sich per Passwortklau als sein Opfer aus und verhält sich so, dass es dem Opfer schadet.

Ausgrenzung:
Der Täter schließt das Opfer in Spielen oder von Freundeslisten in sozialen Netzwerken aus und stiftet auch andere dazu an.

Schikane:
Der Täter beleidigt das Opfer oder droht ihm in Chats, Foren oder per SMS.

Folgen für das Opfer

Wenn alle Mitschüler die Gerüchte und Verleumdungen im Internet lesen, sich über den Betroffenen lustig machen und sich sogar selbst am Mobbing beteiligen, indem sie ebenfalls gemeine Kommentare zu Fotos, Videos etc. schreiben, dann löst das im Mobbing-Opfer belastende Emotionen wie Angst durch Isolation, Frustration, Ausgeliefertsein und Hilflosigkeit hervor. Besonders schlimm sind die Folgen von Cyber-Mobbing, weil die hochgeladenen Daten schwer aus dem Internet zu löschen sind.

Von anderen gemobbt zu werden, kann einen starken psychischen Leidensdruck im Opfer auslösen und ist nicht mit den normalen Kabbeleien zwischen Kindern gleichzusetzen!

Stressreaktionen

Des Weiteren kann Cyber-Mobbing über längere Zeit auch zu negativen psychosozialen Folgen führen. Mobbing-Opfer haben generell ein weniger starkes Selbstbewusstsein, zeigen soziale Ängste und Symptome der Depression. Diese negativen Emotionen versuchen sie im Jugendalter z. B. durch den übermäßigen Konsum von Drogen und Alkohol zu verdrängen. Gerade bei Jugendlichen lässt sich beobachten, dass die Außenseiter nicht selten versuchen, sich durch exzessiven Alkoholkonsum beliebt zu machen. Auch häufiger auftretende Stressreaktionen, die sich in Kopf- und Bauchschmerzen äußern, können Folgen des Cyber-Mobbings sein.

Um ihren Stress abzubauen, neigen Opfer oft zu einem aggressiveren Verhalten gegenüber ihrem Umfeld, sodass sie sogar selbst zum Täter werden können. So geben sie ihren erlebten Druck an die nächste schwächere Person weiter, wie beispielsweise an ein jüngeres Geschwisterteil. Hier kann sich das Problem des Cyber-Mobbings zuspitzen, wenn sich in einer Spirale die Opfer auch zu Tätern entwickeln. Wenn die Täter aus dem Umfeld Schule kommen, entwickeln die Opfer oft eine negativere Einstellung zur Schule bis hin zur Angst und Meidung der Schule.

Opfer werden Täter

Übung Worauf Eltern achten sollten

	ja	*nein*
1. Nutzt Ihr Kind plötzlich nicht mehr den Computer?	○	○
2. Ist es ängstlicher oder aggressiver in seinem Verhalten?	○	○
3. Ist es nach der Nutzung des Computers verängstigt oder bedrückt?	○	○
4. Meidet Ihr Kind den Kontakt zu anderen Kindern?	○	○
5. Mag es nicht mehr in die Schule oder nach draußen gehen?	○	○

Sollten Sie Verhaltensänderungen bei Ihrem Kind feststellen, müssen Sie der Ursache auf den Grund gehen! Sprechen Sie auch mit dem Klassenlehrer über Ihre Vermutung, dass Ihr Kind ein Mobbing-Opfer ist und die Täter wahrscheinlich Mitschüler sind.

Bleiben Sie als Eltern stets mit Ihrem Kind im Dialog und reden offen über Gefühle. Besonders wenn Ihr Kind Opfer von Cyber-Mobbing geworden ist, müssen sie sein Selbstbewusstsein stärken. Im Kindesalter bietet die Zu-Bett-Geh-Zeit eine gute Möglichkeit, um miteinander in Kontakt zu treten und über den Tag zu sprechen. Fragen Sie gezielt, was am Tag so vorgefallen ist, was es erlebt hat und ob es Situationen gab, die Ihr Kind bedrücken könnten. Um den Tag gut abzuschließen, können Sie zum Schluss fragen, was das schönste Erlebnis war. Vermitteln Sie Ihrem Kind, dass Sie es so annehmen, wie es ist, und dass Sie es lieb haben. Auch von Ihren jugendlichen Kindern sollten Sie sich das Erlebte erzählen lassen.

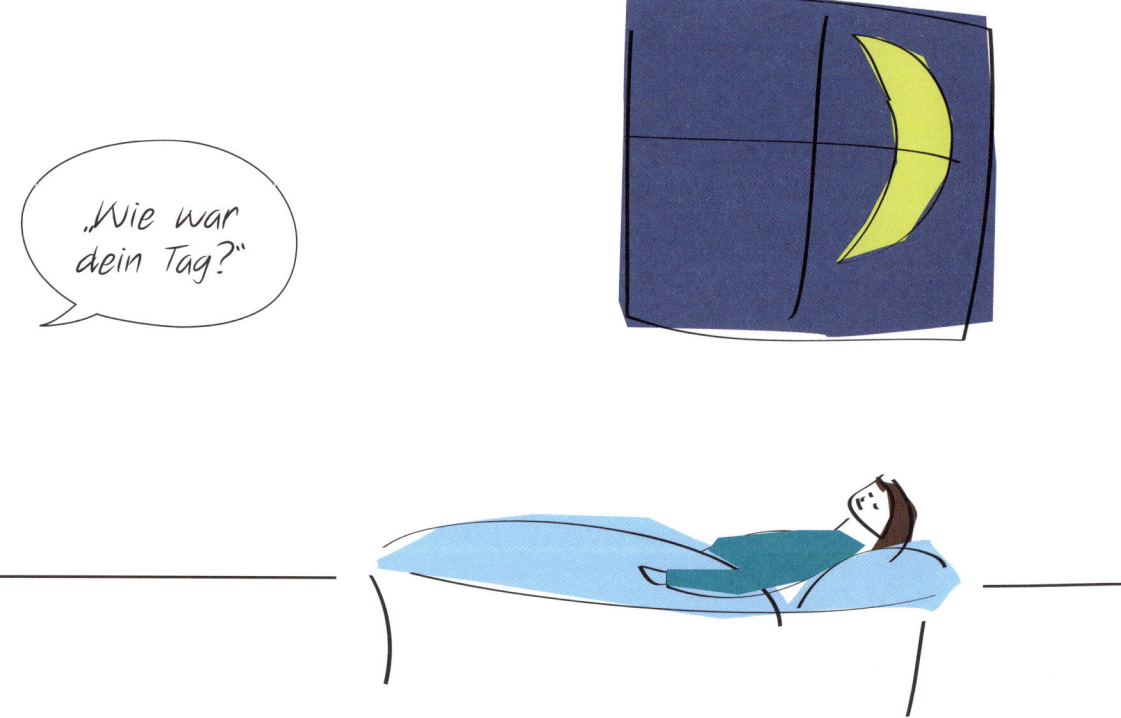

Nehmen Sie als Eltern Cyber-Mobbing ernst, auch wenn Sie die Situation als nicht so schlimm einstufen. Ihr Kind muss Ihnen vertrauen können, damit es sich Ihnen öffnet.

Vermitteln Sie Ihrem Kind, dass es nicht hilflos ist. Je nach der Dauer und der Art des Cyber-Mobbings gibt es verschiedene Strategien, wie Sie und Ihr Kind darauf reagieren können. Besprechen Sie gemeinsam, ob es beispielsweise ratsam ist, den Benutzernamen in Foren und Chatrooms zu ändern. So verwischen sie die Spur, die den Täter zu Ihrem Kind führt.

Lösungsstrategien

Hört der Täter nach mehrmaligen Aufforderungen mit den Übergriffen nicht auf, und handelt es sich um einen Mitschüler o. Ä., dann sollten Sie zu weiter reichenden Maßnahmen greifen. Sprechen Sie das Problem in der Schule und bei seinen Eltern direkt an. Wenn das Mobbing dennoch weitergeht, können Sie letztlich auch die Polizei verständigen.

Wichtig ist, Öffentlichkeit herzustellen, also das Thema in der Schule und auf Elternabenden anzusprechen!

Eine weitere Möglichkeit bietet der Schulunterricht selbst, indem die Themen ‚Mobbing' und ‚Cyber-Mobbing' zum Unterrichtsgegenstand werden. Der Lehrer kann, vielleicht mit Hilfe eines Spezialisten, über die Folgen für Opfer und Täter aufklären sowie präventive Maßnahmen ergreifen und so das Zusammengehörigkeitsgefühl innerhalb der Klassen stärken.

Mit Folgen für ihr Handeln rechnen die meisten Täter nicht. Sie fühlen sich durch die Abwertung ihres Opfers aufgewertet. Wenn sie durch ihre Mobbing-Attacken in ihrer Gruppe ankommen und als ‚cool' gelten, fühlen sie sich in ihrem Handeln bestärkt. Doch Cyber-Mobbing kann pädagogische und juristische Folgen nach sich ziehen. Sprechen Sie diesen Punkt unbedingt an, falls Ihr Kind andere schikaniert und Sie überhaupt nicht an es herankommen. Auf diese Art schaffen Sie ein Bewusstsein, dass sein Handeln nicht in Ordnung ist.

pädagogische und juristische Folgen

„Wer ist die Person, die dich mobbt?"

Sie werden Ihr Kind ab einem bestimmten Alter nicht davon abhalten können, sich ein Profil in einem sozialen Netzwerk anzulegen. Aber es ist Ihre Aufgabe, Ihr Kind vor Gefahren zu schützen und es für einen verantwortungsvollen Internetumgang zu sensibilisieren.

Im Grundschulalter braucht Ihr Kind noch kein eigenes Profil bei SchülerVZ oder Facebook. Versuchen Sie, sein Interesse für andere Beschäftigungen zu wecken. Wenn jedoch der Freundeskreis bei einem sozialen Netzwerk angemeldet ist, wird Ihr Kind sich sicherlich nicht lange vertrösten lassen. Legen Sie dann gemeinsam ein Profil an und zeigen ihm so einen mündigen Umgang.

Mit Ihrem jugendlichen Kind sollten Sie sich auf Augenhöhe über einen vernünftigen Internetumgang unterhalten, sodass es sich nicht von Ihnen bevormundet oder sogar kontrolliert fühlt.

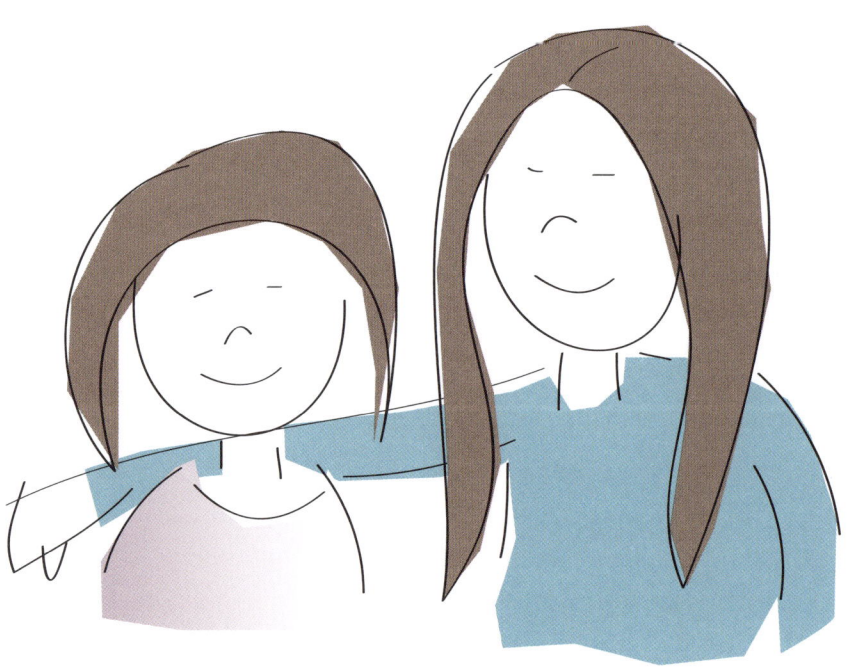

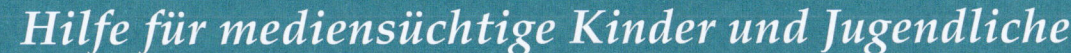

Hilfe für mediensüchtige Kinder und Jugendliche

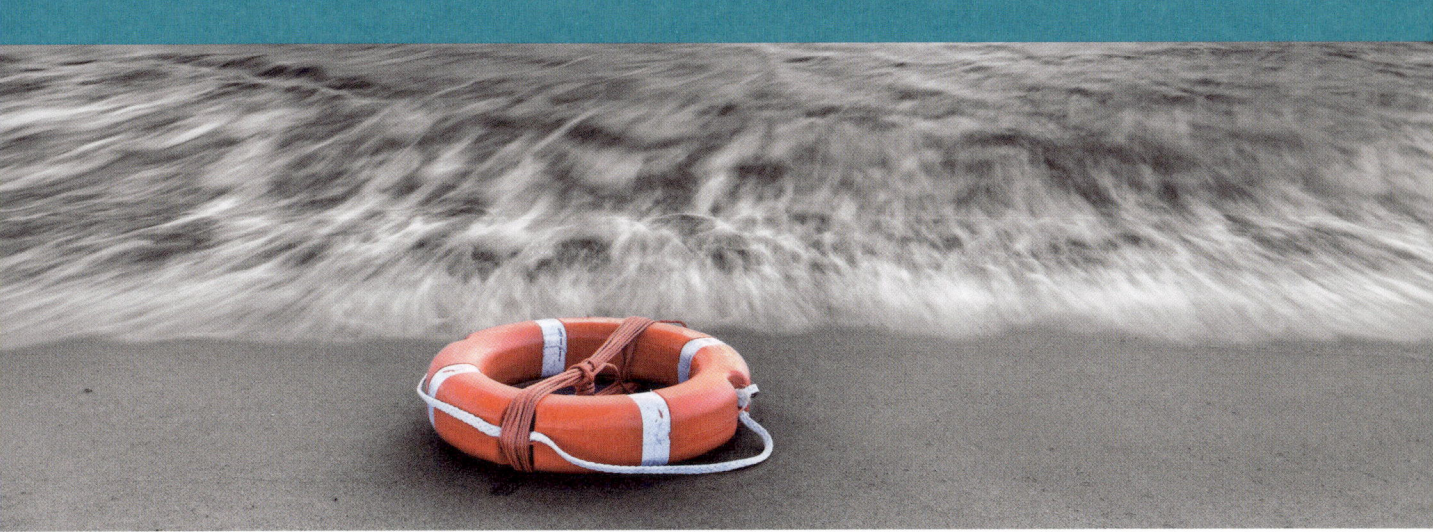

Hilfe

Wenn es nicht mehr zum Aushalten ist – verhärtete Fronten

Die Eltern Marita und Uli erzählen von ihren ständigen Streits mit ihrem 15-jährigen Sohn Paul: „Als Paul 13 Jahre alt geworden war, dachten wir, dass er doch endlich seinen eigenen Computer braucht und wollten ihm mit einem alten Computer seines Cousins eine Freude machen. Hätten wir gewusst, wie oft wir uns wegen des Computers streiten würden, hätten wir ihm bestimmt keinen geschenkt. Wir haben ihm anfangs zwar gesagt, dass er nur 2 Stunden am Tag spielen und surfen darf und auch nur, wenn er die Schule nicht vernachlässigt. Irgendwann haben wir aber gemerkt, dass Paul die vereinbarten Zeiten immer mehr überzieht. Besonders am Anfang wollten wir nicht so streng sein. Wir dachten, es legt sich von alleine wieder und wäre nur so eine Phase. Wir haben auch mitbekommen, dass er sich mit seinen Freunden in einem Spiel online trifft. Wir haben nicht verstanden, warum sich die Jungs nicht in der Realität treffen. Nach und nach gab es immer mehr Streit um die Nutzungszeiten mit Paul. Auch seine Schulnoten wurden immer schlechter."

Kinder werden selbstständiger

Das Fallbeispiel zeigt, welches Streitpotenzial sich hinter dem Umgang mit Bildschirmmedien, insbesondere mit Computern, verbergen kann. Aber warum eigentlich? Mit 15 Jahren steckt Paul mitten in der Pubertät. In dieser Zeit gibt es öfter Streit zwischen Eltern und den Heranwachsenden, da die Jugendlichen selbstständiger werden und ihre eigenen Erfahrungen machen wollen. Und so möchten sie auch über ihre Freizeitaktivitäten und Mediennutzungszeiten selbst bestimmen. Computer und Fernsehen liefern neben anderen Themen wie Ausgehzeiten, Kleidungsstil und gemeinsame Unternehmungen mit der Familie, an denen Jugendliche immer weniger teilnehmen wollen, weiteres Konfliktpotenzial. Jugendliche wollen sich immer mehr von ihren Eltern abnabeln – eine wichtige Entwicklung vom Jugendlichen zum Erwachsenen. Gleichzeitig verstehen Eltern oft nicht den Umgang ihres Kindes mit dem Computer oder wollen ihr Kind noch zu sehr behüten. Sie können sich nicht in ihr Kind hineinversetzen und seine Faszination für eine Musikband oder das Chatten nicht nachvollziehen. Das wäre jedoch ein wichtiger Schritt, um miteinander im Gespräch zu bleiben. Oft hilft es, wenn Eltern auch im Jugendalter Interesse an den Aktivitäten ihres Kindes zeigen, das gilt auch für Computerspiele oder andere den Computer und das Internet betreffende Inhalte. Wenn Eltern sich bemühen ihrem heranwachsenden Kind immer mehr auf Augenhöhe zu begegnen, können sie eine Beziehung schaffen, in der sich ihr Kind akzeptiert und ernstgenommen fühlt.

Was Eltern über die Wirkung von Medien auf ihr Kind wissen sollten:

1. Kinder und auch Jugendliche sehen nur den Spaß, den Bildschirmmedien ihnen bieten. Schädliche Folgen für ihre Entwicklung sind ihnen durch eine exzessive Nutzung überhaupt nicht bewusst.

2. Die Computerspiele sind für Kinder und Jugendliche positiv besetzt: Sie verschmelzen mit der Spielfigur, treffen auf Gleichgesinnten (Online-Freunde), sie werden umfassend belohnt und bekommen Anerkennung.

3. Im exzessiven Spielen werden die Bedürfnisse ersatzweise befriedigt, weil sie in der Realität nicht erfüllt werden. Es gilt also, die wahren Bedürfnisse in der Realität auszuleben: Grenzerfahrungen machen und Begabungen entdecken! Durch Wertschätzung der Eltern das Selbstvertrauen der Kinder stärken!

> In der Pubertät gibt es viele Probleme zwischen Eltern und den heranwachsenden Kindern. Streit um die Nutzung der Bildschirmmedien gehört heute dazu.

Interesse zeigen bedeutet aber nicht, dass Sie als Eltern nicht klar Position beziehen dürfen, was den Umgang mit den Medien angeht. Jugendliche brauchen ein Gegenüber, an dem sie sich reiben, aber auch orientieren können. In der Begegnung mit dem Du entwickelt sich das Ich.

Hilflosigkeit

Gerade in Bezug auf Computer und Internet fühlen sich Eltern, die oft noch ohne diese Medien aufgewachsen sind, ihren Kindern hilflos gegenüber, weil sie einen vernünftigen Umgang nicht einschätzen können oder nicht konsequent genug auftreten. Regeln aufzustellen und vor allem durchzuhalten, fällt Eltern besonders dann schwer, wenn ihre heranwachsenden Kinder in der Pubertät immer mehr nach Autonomie streben. Doch auch wenn Jugendliche es gerne wollen, sie sind noch nicht in der Lage, alle Konsequenzen ihres Handelns einzuschätzen. Deshalb sind Sie als Eltern immer noch gefragt, insbesondere, um klare und verlässliche Orientierung zu geben.

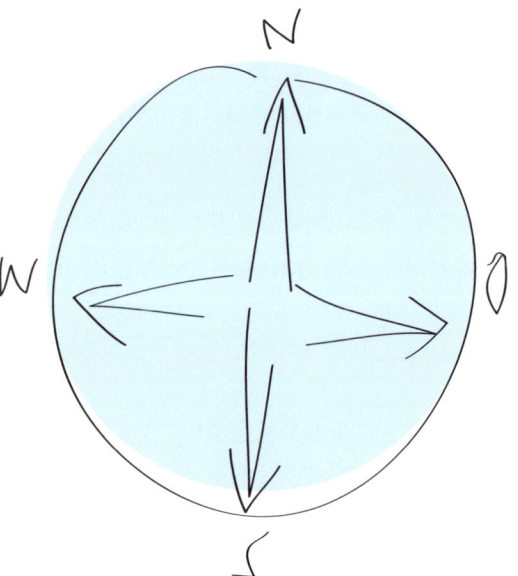

verhärtete Fronten

Gerade wenn Kinder und Jugendliche einen eigenen Fernseher oder Computer im Kinder- und Jugendzimmer zur freien Verfügung haben, berichten Eltern immer wieder von Diskussionen über die Nutzungszeiten. Nicht selten spitzen sich die Streits wie im Fallbeispiel immer mehr zu und führen besonders im Jugendalter zu verhärteten Fronten zwischen Eltern und ihren heranwachsenden Kindern. Versuchen wir die im Beispiel beschriebene Situation genauer zu analysieren, um der festgefahrenen Situation auf den Grund zu gehen:

Verhärtete Fronten

Die Seite der Eltern

Sie stellen anfangs Regeln auf, die sie nicht konsequent einhalten, da sie das Ganze als eine Phase abtun und keine Kraft und Zeit für die Auseinandersetzung mit ihrem Kind aufbringen wollen.

Selbst nach einiger Zeit des Streits setzen die Eltern die aufgestellten Regeln nicht durch. Stattdessen enden die Streits weiterhin mit Schreien und Frustration.

Reden ohne Entschlossenheit zum Handeln verstärkt den Kreislauf. Hinzu kommen die schlechten Noten von Paul, die die Eltern selbst unter Druck setzen, endlich etwas zu tun. Gleichzeitig dienen die verschlechterten Schulleistungen dazu, Paul sein falsches Verhalten zu verdeutlichen.

Die Eltern selbst sind hilflos und durch ein Autoritätsvakuum frustriert!

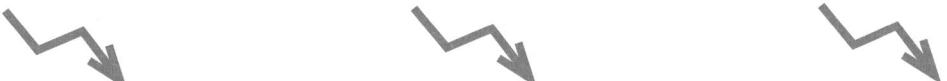

Die Seite des Kindes (Paul)

Paul ist von seinem neuen Computer begeistert und entdeckt die Möglichkeiten des Internets und der Computerspiele.
Da seine Eltern gegen seine anfänglichen Regelverstöße nichts unternommen haben und er keine Grenzen erlebt, dehnt Paul die Zeiten immer weiter aus und lässt sich schließlich nichts mehr sagen.

Besonders ein Online-Spiel hat es Paul so sehr angetan, dass er die vielen Stunden, die er am Tag vor dem PC verbringt, gar nicht mitbekommt. Beim Spielen kann er abschalten und bekommt Anerkennung.

Paul sind die durch den Computer vermittelten Erfolgserlebnisse wichtig, und er möchte sie sich nicht von den Eltern nehmen lassen. Er fühlt sich von seinen Eltern unverstanden!

Was können Paul und seine Eltern tun, damit die Situation wieder entspannter wird?

> ### *Klare Absprachen für ein besseres Miteinander*
>
> - Keine Bildschirmmedien im Kinder- und Jugendzimmer!
>
> - Bis zum Ende der Grundschulzeit sind Bildschirmmedien für die gesunde Entwicklung nicht hilfreich!
>
> - Wenn kein Medienangebot vorhanden ist, haben die meisten Kinder dadurch kein Verlusterleben. Ab der Grundschulzeit kann man zu besonderen Anlässen gemeinsam einen Film ansehen.
>
> - Nach der Grundschulzeit können Sie gemeinsam mit Ihrem Kind über eine angemessene Zeit diskutieren, die am Computer und Fernseher verbracht werden kann. (Beginnend mit z. B. 5 Stunden in der Woche, je nach Alter und Umgang kann die Stundenanzahl etwas zunehmen.) Der Jugendliche kann sich diese Zeit innerhalb der Woche selbst einteilen.
>
> - Egal, ob Kind oder schon Jugendlicher, sprechen Sie die Konsequenzen vorher ab, die eintreten, wenn die Zeit überschritten wird, die Noten schlechter oder soziale Aufgaben vernachlässigt werden.

Rolle der Eltern

Wenn die Fronten zwischen Ihnen und Ihrem Kind verhärtet sind, müssen Sie sich bewusst machen, dass sich auch Ihr Verhalten sowohl Ihrem Kind gegenüber als auch in Bezug auf Medien ändern muss. Denn viele Faktoren kommen in solchen Konfliktsituationen zusammen, weshalb Reflexion über das eigene Handeln und die Thematik besonders wichtig ist, um ein Miteinander wieder herzustellen. Statt sich aus dem Weg zu gehen oder sich anzuschreien, helfen entwicklungsfördernde und beziehungsstiftende Auseinandersetzungen.

Änderung des Erziehungsstils

Wichtig von Seiten der Eltern ist, ihrem Kind Interesse und Verständnis entgegenzubringen. Aber ebenso wichtig ist es auch, standhaft zu bleiben, was die Durchführung der abgesprochenen Regeln in Bezug auf Medienumgang, Schule und familiäres Zusammenleben betrifft.

Eskalierende Auseinandersetzungen kommen auch zustande, da Eltern der genügende Abstand fehlt, um in den Konflikten noch angemessen zu handeln. Absprachen sollten in einem ruhigen Moment getroffen werden, hier findet man eher zu einem guten Miteinander.

Ausgangssituation: Mediensucht – Vorstellung der Therapiestation ‚Teen Spirit Island'

Die Eltern Silke und Wolfgang erzählen von ihren Befürchtungen, dass ihr 15-jähriger Sohn Max computerspielsüchtig ist: *„Alles hat damit angefangen, als wir Max vor knapp 2 Jahren zur Konfirmation einen eigenen PC mit Internetanschluss geschenkt haben. Wir haben ihm keine Zeitvorgaben gemacht, weil wir gar nicht darüber nachgedacht haben, dass es sich so entwickeln könnte, wie es jetzt letztlich passiert ist. Mit der Zeit merkten wir, dass er immer länger am PC spielte, und auch nachts noch völlig vertieft mit seinem Online-Spiel beschäftigt war. Morgens war er dann immer sehr müde und schlecht gelaunt. Sowieso hat er eigentlich kaum noch mit uns gesprochen. Auch seine Schulleistungen ließen immer mehr nach, obwohl Max kein dummer Junge ist. Während die Spielzeiten immer länger wurden, hatte er kaum noch Interesse an anderen Dingen. Bisher war er zweimal die Woche zur Sport-AG gegangen, wo er schließlich auch nicht mehr hinging und so den Kontakt zu Gleichaltrigen verlor, denen sich Max sowieso schlecht anschließen konnte – er hatte noch nie viele Freunde. Nach der Schule zog er sich sofort in sein Zimmer an den PC zurück. Auch zum gemeinsamen Essen kam er nicht mehr. Wollten wir ihm den Computer aus dem Zimmer nehmen, kam es zu heftigen Streits und Max meinte, wir würden ihm seine Internet-Freunde und seinen Erfolg beim Spielen nicht gönnen. Wir hätten doch gar keine Ahnung! Süchtig sei er bestimmt nicht! Wir machten uns aber richtig Sorgen, dass wir unseren Sohn an eine virtuelle Welt verloren haben!"*

Für Eltern ist es natürlich nicht leicht, zu unterscheiden, ob es sich beim exzessiven Medienkonsum ihres Kindes um eine Phase oder um eine Sucht handelt. Ein wichtiger Hinweis für eine Suchtentwicklung ist, wenn der Jugendliche im Internet oder Computerspiel das findet, was ihm im realen Leben verwehrt ist, Freunde, Erfolg, Anerkennung etc. Dann kann die virtuelle Welt wichtiger werden als die reale.

> ### *Anzeichen für eine Sucht*
>
> - ständige Übermüdung (da nachts gespielt wird)
> - Vernachlässigung des Aussehens und der Körperhygiene
> - komplette Wachzeit wird vor den Bildschirmen verbracht (Schule wird geschwänzt oder vernachlässigt)
> - unsicheres Auftreten
> - keine Hobbys
> - kein Kontakt zu Gleichaltrigen
> - Mahlzeiten werden vor den Bildschirmen alleine eingenommen
> - keine Kontrolle über die Spielezeit
> - kein Interesse am Familiengeschehen
> - keine Idee für andere Freizeitbeschäftigungen

Selbstwerterleben

Neben äußerlichen Auffälligkeiten zeigen sich bei Betroffenen auch Probleme im eigenen Selbstwerterleben. Kinder, die Schwierigkeiten haben, mit Gleichaltrigen zurechtzukommen und zu Hause, in der Schule und im sozialen Miteinander keine Anerkennung erfahren, flüchten sich gerne in eine virtuelle Welt, in der sie all das sein können, was ihnen in der wirklichen Welt nicht gelingt. Dort quälen sie keine Selbstzweifel und dort erleben sie auch keine Ausgrenzung. Die virtuelle Welt gibt ihnen das, was sie im realen Leben vermissen. Deshalb erleben Betroffene ihr Verhalten auch nicht als problematisch, sondern als positiv.

Ein Kind braucht eine Umwelt, in der es anerkannt wird, wie es ist. Sie als Eltern sollten Ihrem Kind das Gefühl vermitteln, dass es bei Ihnen sicher ist und sich auf Sie verlassen kann. So kann es auch Beziehungen zu anderen eingehen, diese als wertvoll erleben und Selbstbewusstsein aufbauen.

Ausgangssituation: Mediensucht

Für eine gesunde körperliche und seelische Entwicklung brauchen nicht nur Heranwachsende drei wesentliche Erfahrungen:

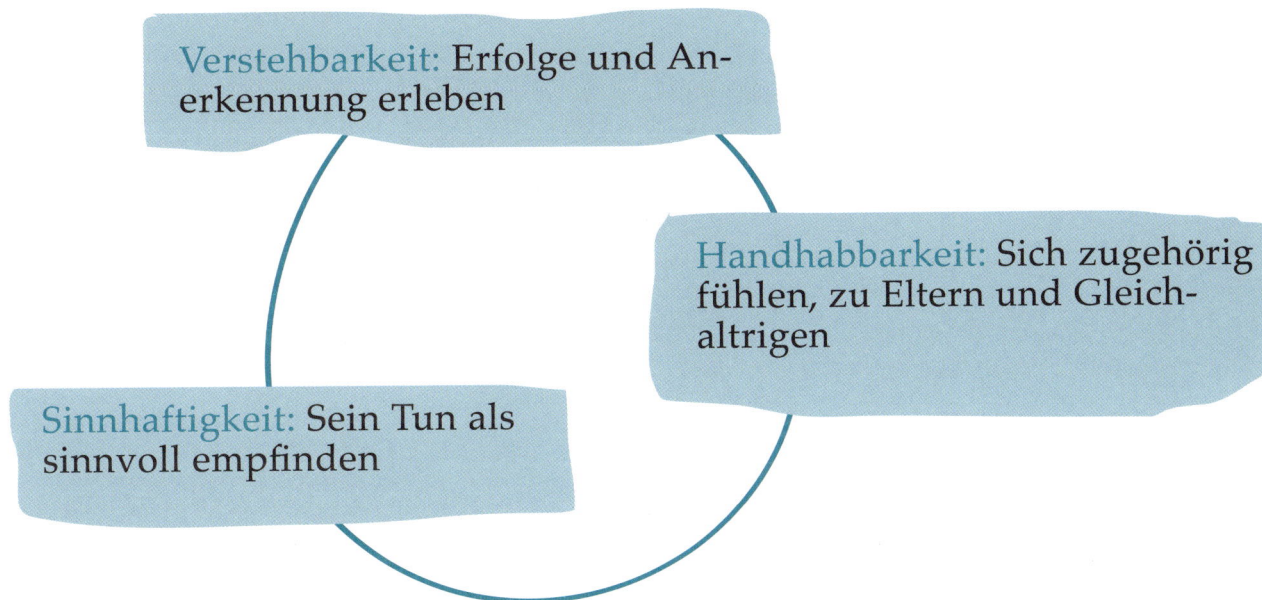

Machen Kinder und Jugendliche diese drei Erfahrungen im Laufe ihres Heranwachsens nicht, besteht die Gefahr, dass sie an einem Mangel leiden und die Welt und Beziehungen als bedrohlich, unkontrollierbar und verunsichernd empfinden. Da ist es für manche leichter und sinnvoller, sich in eine virtuelle Welt zu begeben.

Realität vs. Virtualität

Eine Anlaufstelle für mediensüchtige Kinder und Jugendliche ist die Therapiestation ‚Teen Spirit Island' am Kinder- und Jugendkrankenhaus auf der Bult in Hannover. Dort bekommen sie die Möglichkeit, nachzureifen und ihr Leben als verstehbar, handhabbar und sinnvoll zu erleben. In einem zweiphasigen psychiatrisch-psychotherapeutischen Behandlungskonzept werden die Jugendlichen unterstützt, sich ein Leben jenseits der Mediennutzung aufzubauen. Im Folgenden bekommen Sie als Eltern, die bei Ihrem Kind eine Mediensucht befürchten, einen Blick hinter die Kulissen von ‚Teen Spirit Island', indem der Ablauf und die verschiedenen Ansätze einer Therapie vorgestellt und beschrieben werden. Gerne möchten wir Ihnen auf diese Weise die Hemmschwelle nehmen, professionelle Hilfe – egal ob beim Kinderarzt, bei einer Erziehungsberatungsstelle oder in einer speziellen Suchtklinik wie ‚Teen Spirit Island' – in Anspruch zu nehmen.

‚Teen Spirit Island'

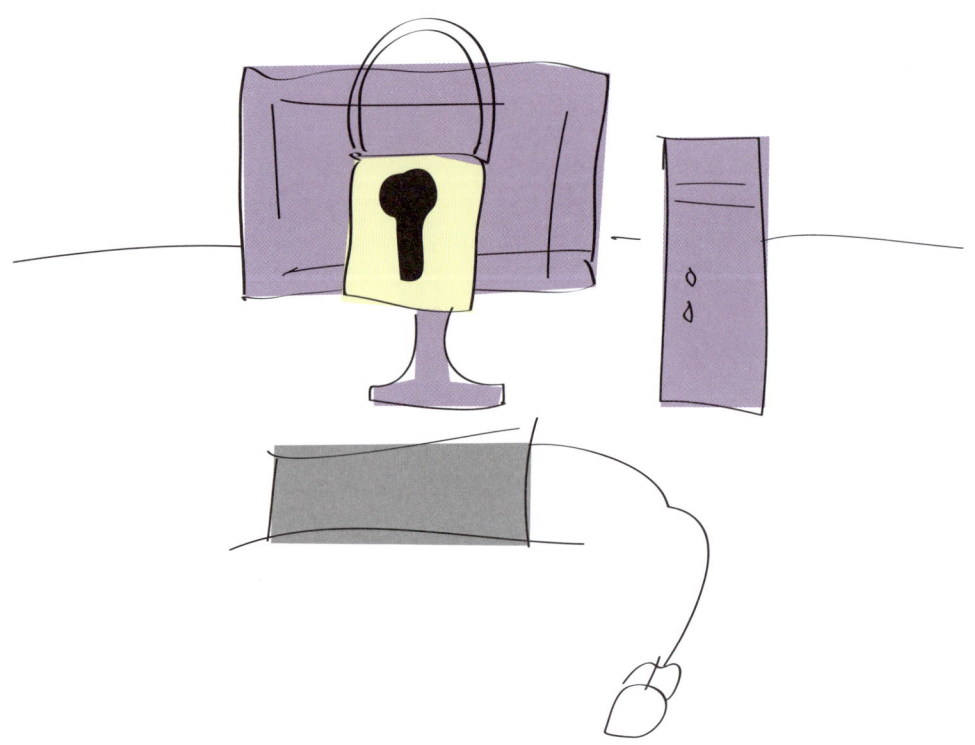

Aufnahmephase

Die Therapie in der hannoverschen Klinik teilt sich in zwei Phasen. Zuvor müssen zwei wichtige Voraussetzungen erfüllt sein, damit die Therapie überhaupt erfolgreich verlaufen kann. Zum einen bedarf es der Motivation des Betroffenen, zum anderen die Bereitschaft, den Medienkonsum vorübergehend komplett einzustellen! In der Aufnahmephase kommt es nicht selten zu ‚Entzugserscheinungen', Unruhe, Kaltschweiß und Schlaflosigkeit. Hier müssen sich Eltern aber keine Sorgen um Ihre Kinder machen, da das Klinikpersonal diese Entwicklungen begleitet. Die Jugendlichen werden auf die Langzeittherapie vorbereitet, in die sie bei genügender Motivation wechseln. Wichtig ist auch, dass die Betroffenen ansatzweise gruppenfähig sind, da ein wesentlicher Bestandteil der Therapie auf ‚Teen Spirit Island' aus Gruppenangeboten besteht.

Behandlungsphase

In der Behandlungsphase steht die Behandlung der zugrunde liegenden Problematik im Mittelpunkt. Mediensüchtig werden häufig Menschen, die im sozialen Miteinander nicht zurechtkommen, die keine Beziehungen aufbauen konnten und keine Anerkennung erfahren. Die Gruppentherapie ist deshalb für eine erfolgreiche Therapie von Mediensüchtigen im besonderen Maße wichtig.

Ausgangssituation: Mediensucht

Hier können die psychischen Störungen behandelt und neue soziale Erfahrungen gemacht werden. Das Inszenieren von Problemen innerhalb der Gruppe nimmt dabei einen großen Stellenwert in der Therapie ein. Im Spiegel der Gruppe wird den Betroffenen ihr eigenes Handeln verdeutlicht und sie können aktiv die Situation gestalten und verändern lernen. So wird gelernt, das Leben selbstbestimmt in die Hand zu nehmen. Weitere Elemente, die in die Suchttherapie eingegliedert werden, sind Familien- und Einzeltherapie.

Inszenieren von Problemen

Einsamkeit, soziale Ängste, Depressionen und keine Schutz gebenden Beziehungen sind häufige Ursachen für eine Flucht in virtuelle Welten. Durch die Therapie lernen die Betroffenen, ihrem Leben einen Sinn zu geben, ihre Ängste anderen gegenüber abzubauen und Beziehungen als stärkend zu empfinden.

Nach der stationären Therapie schließt sich eine ambulante Therapie an, um die Jugendlichen weiter zu begleiten und ihnen eine Beziehungskonstante zu gewährleisten. Schul- und Berufspraktika helfen den Jugendlichen bereits in der Therapie, neue Perspektiven für ihr Leben zu entwickeln und zu erkennen, wofür es sich lohnt, die Schule abzuschließen und sich im realen Leben zu engagieren.

Perspektiven nach der Therapie

Klare Absprachen und Orientierung, an denen der Jugendliche sich reiben kann, sind entwicklungsfördernd und gehören ins Jugendalter.

Die Jugendlichen, die sich für eine Therapie entscheiden, empfinden die vorgegebenen Strukturen und Klarheit zunächst als bedrohlich. In ihrem Alltag vor der Therapie saßen sie alleine vor ihrem Computer und haben sich von der Außenwelt weitestgehend abgeschottet. Ihre Eltern standen ihnen taten- und hilflos gegenüber. Dass Jugendliche aber ein Gegenüber brauchen, das ihnen Halt und Orientierung gibt, zeigt sich an ihrer veränderten Einstellung im Laufe der Therapie. So werden die auf Beziehung beruhenden Autoritäten nach einiger Zeit als Halt gebend wahrgenommen. Zu Hause schaffen es Eltern meist im fortgeschrittenen Konfliktstadium nicht mehr, diese Rolle zu übernehmen.

Strukturen und Autoritäten

Scheuen Sie sich als Eltern nicht, sich professionelle Hilfe zu holen. Außerdem kann eine Sucht nur durch eine Therapie geheilt werden. Sie als Eltern allein schaffen es nicht, Ihrem Kind zu helfen!

Gruppentherapeutisches Angebot auf ‚Teen Spirit Island'

Kontrollierter Umgang mit Medien:
Die Patienten lernen, die Medien im Rahmen der Krankenhausschule für ihre Zwecke einzusetzen, beispielsweise um Bewerbungen zu schreiben.

Selbsterleben und Gemeinschaftsgefühl:
Klettern und andere sportliche Aktivitäten helfen Mediensüchtigen, sich selbst wahrzunehmen. Beim Sport kommt es auch auf die Gemeinschaft an: Nur durch Kooperation und Gemeinschaftserleben gelangt man ans Ziel.

Erfolgserlebnisse und Verantwortung:
Bei Garten- und Werkprojekten erleben die Betroffenen Natur und Materialien als gestalterische Mittel, bei denen die Sinne umfassend angesprochen werden. Erfolgserlebnisse werden durch das Wachsen und Ernten von Pflanzen erlebt. Und die Betroffenen lernen, Verantwortung zu übernehmen, indem sie sich um ein Beet kümmern.

- Soziale Erfahrungen werden korrigiert
- Ängste werden bearbeitet und überwunden
- Gemeinschaft wird als stärkend und hilfreich erfahren

Anerkennung und gesunde Ernährung:
In der Gemeinschaft eine Mahlzeit zubereiten, bringt Anerkennung von anderen. Zudem lernen die Mediensüchtigen, die sich oft nur noch von Fast Food ernährt haben, gesund zu kochen und wieder in der Gemeinschaft zu essen statt alleine vor den Bildschirmen.

Kreativität:
Mittels Kunsttherapie werden die Kreativität und Fantasie der Betroffenen gefördert, indem sie ohne vorgefertigte mediale Bilder gestalterisch tätig werden. Das seelische Erleben wird reicher und differenzierter. Sie können durch Kunst ausdrücken, was sie beschäftigt.

Erziehung zur Medienmündigkeit

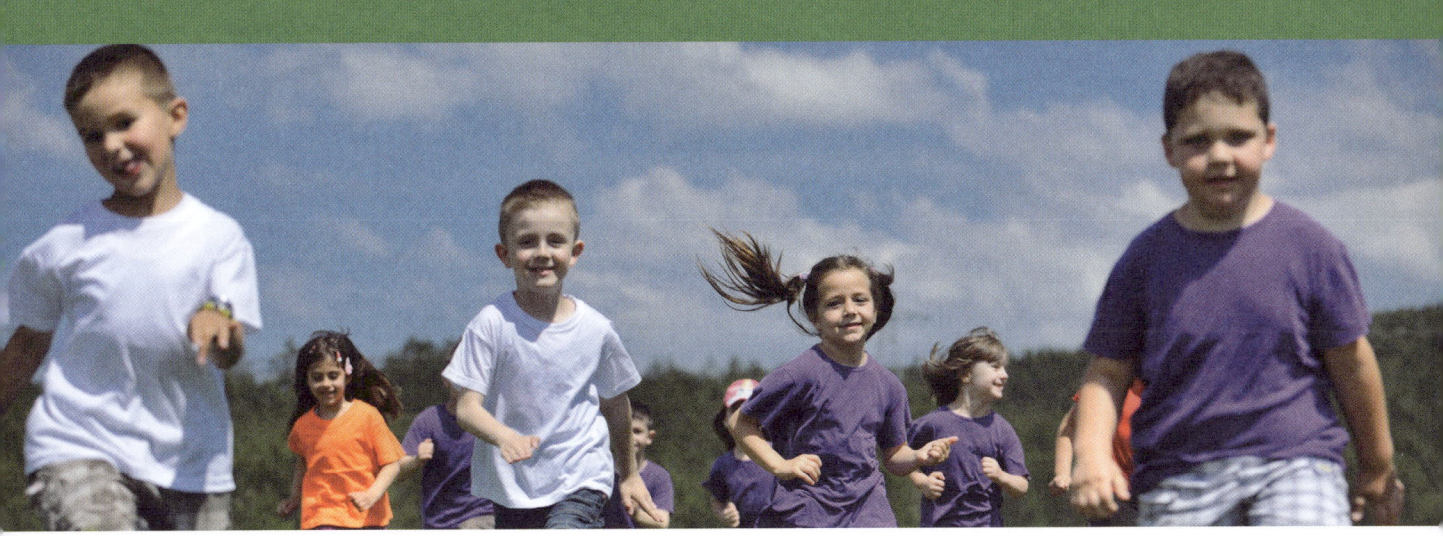

Erziehung

Medienmündigkeit

In den vorigen Kapiteln war viel von den Gefahren der Bildschirmmedien und von Sucht die Rede, die manchmal nur durch eine Therapie geheilt werden kann. Besser als eine Therapie ist aber immer die Vorbeugung. Was können Sie als Eltern tun, um Ihr Kind so zu stärken, dass es einen selbstbestimmten Umgang mit Bildschirmmedien erlernt und Probleme nicht so massiv auftreten? Das folgende Kapitel gibt Ihnen Tipps, wie Sie eine liebevolle Beziehung zu Ihrem Kind aufbauen, in der es Anerkennung und Orientierung erfährt. Die hier vorgestellten Erziehungstipps richten sich in erster Linie darauf, Kindern einen selbstbestimmten Medienumgang nahezubringen. Doch mit einer Erziehung zur Medienmündigkeit geht eigentlich eine Erziehung einher, die auf die verschiedenen Entwicklungsstufen angepasst ist. Sie unterstützen Ihr Kind dabei, selbstbestimmt mit Medien umzugehen und gleichzeitig auch ein selbstbewusster Mensch zu werden. Erziehung zur Medienmündigkeit heißt eine altersgerechte Ansprache der Kinder und Jugendlichen zu schaffen, die die Selbstwirksamkeit, das Selbstbewusstsein und das Selbstwertgefühl weitreichend stärkt.

Kinder brauchen Beziehung

Als Eltern sollten Sie in der Erziehung Ihres Kindes stets den altersgerechten Umgang beachten, um Ihr Kind altersentsprechend zu begleiten. Das gilt auch für den Umgang mit Medien!

Kinder brauchen Beziehung

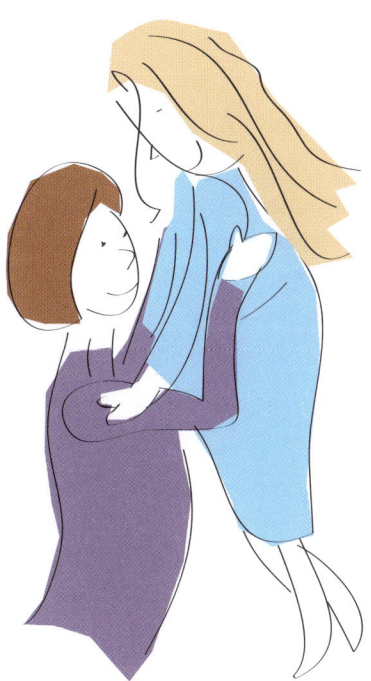

In der Lebensgeschichte von Kindern und Jugendlichen mit einer Mediensucht finden sich oft frühe Bindungsstörungen. Sie schaffen es auch in ihrem späteren Umfeld nicht, stabile Beziehungen einzugehen und flüchten sich in virtuelle Welten, in denen sie die Anerkennung bekommen, die ihnen in der Realität verwehrt bleibt. Tragfähige Beziehungen sind jedoch grundlegend für die gesunde Entwicklung eines Kindes. Neben diesem Urgefühl der Geborgenheit haben Kinder ein weiteres Grundbedürfnis: Sie wollen selbstständig handeln.

Grundbedürfnisse

Jeder Mensch hat zwei Grundbedürfnisse: den Wunsch nach Nähe und Geborgenheit sowie nach Selbstständigkeit und Autonomie. Eltern müssen diese Bestrebungen in ein ausgewogenes Verhältnis bringen. Eine sichere Bindung ist die Voraussetzung, um im Leben später selbstständig werden zu können.

Das Aufbauen einer sicheren Beziehung beginnt mit der Schwangerschaft und der Geburt des Kindes. Indem Sie Ihr Baby in den Arm nehmen, es versuchen zu beruhigen, wenn es schreit, und liebevoll mit ihm sprechen, ermöglichen Sie grundlegende Näheerlebnisse, auf die die weitere Entwicklung Ihres Kindes und auch die Eltern-Kind-Beziehung aufbauen. Denn Babys lernen überwiegend durch Beziehung und Nachahmung. Ebenso wichtig ist es für die Kleinen, ihre Welt mit allen Sinnen wahrzunehmen und zu begreifen.

Näheerlebnisse und Sinneswahrnehmungen

Erziehung zur Medienmündigkeit

keine Bildschirmmedien

Bildschirmmedien sind für Säuglinge und Kleinkinder in keiner Weise förderlich. Sie können die schnellen Bildfolgen nicht begreifen, keine eigenen Erfahrungen machen und auch den Zusammenhang zwischen Bild und Ton nicht richtig zuordnen. Für eine gesunde Entwicklung brauchen Säuglinge und Kinder keinen Fernseher und Computer.

Kinder brauchen keine Bildschirmmedien! Versuchen Sie, Ihr Kind von Fernseher und Computer fernzuhalten! Verbringen Sie die freie Zeit gemeinsam mit Ihrem Kind!

Beziehung durch Zuwendung

Besonders in den ersten drei Lebensjahren sollten sich Eltern viel Zeit nehmen, um eine gute Beziehung zu ihrem Kind aufzubauen. Besonders Körperkontakt zwischen Eltern und Kind gibt dem Baby Geborgenheit. Bei einer intensiven Körperpflege kommt die Zuwendung nicht zu kurz. Massagen und Streicheleinheiten gefallen dem Säugling gut und vermitteln Sicherheit.

erste Spracherfahrungen

Auch die Sprache lernt das Baby in der Interaktion mit seinen Bezugspersonen. In den ersten Monaten ist die Mutter die wichtigste Bezugsperson, später auch der Vater. Keine Tagesmutter oder externe Fremdbetreuung kann dies voll ersetzen. Früh ahmen Kinder das Gehörte nach und machen mit Lall-Lauten ihre ersten Spracherfahrungen. Kinderlieder, verbunden mit Fingerspielen, wecken Freude und fördern die Sprachentwicklung. Auch die Freude am eigenen Singen erwecken Sie bei Ihrem Kind eher durch ein selbst gesungenes Lied, auch wenn es etwas schief klingt, als durch eine perfekte CD-Aufnahme. Ihr Kind kann ja auch nicht singen wie ein Opernsänger und wird durch Ihre Bemühung eher zur Nachahmung angeregt.

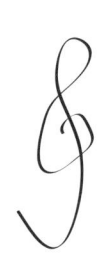

Das Sprechen der Bezugsperson ist entscheidend für die Sprachentwicklung, denn durch das gesprochene Wort via Bildschirm oder CD lernen Kinder die Sprache schlechter.

Ebenso, wie die Sprache vor allem durch direkten Kontakt zwischen Kind und Eltern gelernt wird, werden auch die Sinne nur im direkten Erleben angesprochen. Vor dem Fernseher wird nur die visuelle und akustische Wahrnehmung angeregt. Für eine gesunde geistige und körperliche Entwicklung benötigen Kinder jedoch Erfahrungen mit all ihren Sinnen. Nur so können sie sich ihre Welt erschließen und begreifen.

Sinneswahrnehmung

Spielerische Förderung der Sinneswahrnehmungen beim Kochen und Essen für Kinder ab 3 Jahren

Bereiten Sie gemeinsam mit Ihrem Kind kleine gesunde Snacks zu. Dazu schneiden Sie verschiedenes Gemüse in kleine Stücke und legen es auf Teller. Schon bei der Vorbereitung fragen Sie Ihr Kind, ob es weiß, um welches Gemüse es sich handelt und sagen ihm die Antwort, wenn es das Gemüse nicht kennt. Wenn die Stücke auf den Tellern verteilt sind, lassen Sie Ihr Kind probieren. Nehmen Sie sich auch selbst etwas von dem Gemüse, sonst kann es passieren, dass sich Ihr Kind weigert, die vielleicht unbekannten Gemüsestücke zu essen. Fragen Sie Ihr Kind, wie das probierte Gemüse schmeckt, süß, bitter, wässrig. Ist es hart oder weich?

Sie können dieses kleine Spiel auch abwandeln, indem Sie beim nächsten Mal statt Gemüse beispielsweise Obst zubereiten oder Ihr Kind mit geschlossenen Augen probieren lassen.

Eltern müssen aber nicht nur das Grundbedürfnis nach Geborgenheit erfüllen. Ebenso wichtig für die Entwicklung ist das zweite Grundbedürfnis, nämlich eigene Erfahrungen zu machen und selbstständig zu handeln. Auch wenn Eltern das vielleicht weniger bewusst ist, machen bereits Babys eigene Erfahrungen. Im Kleinkindalter nimmt das selbstständige Ausprobieren immer mehr zu, insbesondere wenn die Kleinen von ihren Eltern immer wieder dazu aufgefordert werden, den Dingen selbst auf den Grund zu gehen. Sie als Eltern müssen oft nur den Stein ins Rollen bringen, um bei Ihrem Kind die Neugierde zu wecken. Deshalb lernen Kinder zwar durch die Nachahmung ihrer Handlungen, aber besonders intensiv, wenn sie alleine auf Entdeckertour gehen.

eigene Erfahrungen

Je sicherer sich Ihr Kind bei Ihnen fühlt, desto eher wird es auch eigene Erfahrungen machen. Durch die Geborgenheit, die es von Ihnen erfährt, kann es überhaupt erst eigene Kenntnisse sammeln, zu denen Sie es auch ermutigen müssen! Stellen Sie deshalb eine Balance her zwischen Sicherheit-Geben und Selbstständig-werden-Lassen.

Gerade die eigenen Erfahrungen stärken das Kind in seinem Selbstwerterleben und Selbstbewusstsein. Dazu gehört auch, dass es mal Fehler macht, hinfällt oder sich den Kopf stößt. Denn aus diesen Erlebnissen können Kinder lernen.

Verstehbarkeit, Handhabbarkeit, Sinnhaftigkeit

Legen Sie gemeinsam mit Ihrem Kind ein kleines Beet an. Pflanzen Sie dort etwas, egal ob eine Blume oder Gemüse. Kümmern Sie sich gemeinsam mit Ihrem Kind um das Beet, damit Ihr Kind die Fortschritte, nämlich das Wachsen der Pflanze, erkennt und die Zusammenhänge zwischen seinem Tun und dem Wachsen versteht.

Für eine gesunde Entwicklung von Kindern ist wichtig, dass sie ihr Handeln als verstehbar, handhabbar und sinnvoll wahrnehmen. Denn nur mit diesem Erleben werden sie sich in einem späteren Alter nicht virtuellen Welten hingeben, die ihnen sinnvoller erscheinen als ihr eigenes Leben. Eltern sollten ihr Kind immer wieder, über alle Entwicklungsstufen hinweg, diese Erfahrungen machen lassen. Für die Entwicklung eines gesunden Selbstwertgefühls ist Anerkennung besonders wichtig. Loben Sie es für sein Tun, egal ob es zwei Bauklötze übereinander stellen kann oder Ihnen ein Bild gemalt hat. Sie verstärken mit anerkennenden Worten nicht nur die Beziehung zu Ihrem Kind, sondern auch die Freude am Tun.

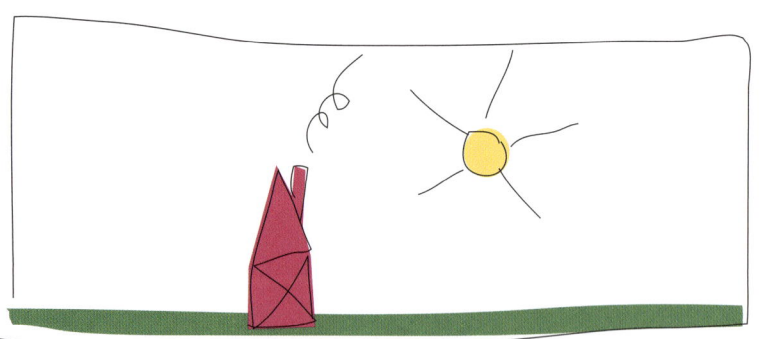

Kinder und Jugendliche brauchen Beziehung

Als Eltern sollten Sie stets berücksichtigen, dass Kinder durch Spielen lernen. Sie spielen also nicht nur zum Zeitvertreib, sondern verstehen durch Spielsituationen erst die Welt. Besonders offensichtlich zeigt sich diese Tatsache im Rollenspiel, wenn Ihr Kind ‚Vater-Mutter-Kind' spielt und am Tag erlebte Situationen nachahmt. Wenn Sie beispielsweise einen Ausflug in den Zoo gemacht haben, wird es dieses Erlebnis in seinem Spiel aufnehmen, egal ob es mit Puppen oder mit Lego spielt oder mit anderen Kindern den Garten in einen eigenen kleinen Zoo verwandelt. Hierfür brauchen Kinder viel freie Zeit. Achten Sie darauf, dass Ihr Kind nicht von einem Termin zum nächsten hetzen muss, sondern jeden Tag genügend Zeit zum Spielen hat.

die Wichtigkeit des Spiels

Eine fantasiereiche Spielsituation ist mit nichts zu vergleichen und kann vor allem nicht durch Fernsehen oder Computerspiele ersetzt werden.

Im Spiel können nicht nur alle Sinne und die Wahrnehmung gefördert werden, sondern im Spiel mit anderen Kindern wird vor allem Sozialkompetenz erlernt. Den Umgang mit anderen zu lernen, wie verhalte ich mich im Streit, wie sage ich, dass ich etwas (nicht) möchte usw., ist für Kinder eine sehr wichtige Erfahrung. Nur durch und mit anderen lernen Kinder wichtige soziale Kompetenzen, wie Empathie, Konfliktlösungsstrategien und Selbstsicherheit. Auch Selbststeuerung und Frustrationstoleranz werden in Spiel und auch beim Sport erlernt. Eine gute Eltern-Kind-Beziehung und Kontakt zu Gleichaltrigen bewahrt Ihr Kind davor, sich einsam und nicht anerkannt zu fühlen und sich deshalb später mittels Computerspielen und Internet in andere Welten zu begeben.

Sozialkontakte

Denken Sie als Eltern jedoch nicht, da sie jetzt wissen, wie wichtig das kindliche Spiel für die Entwicklung ist, dass deshalb Unmengen an Spielzeug herbeigeschafft werden müssen. Genau das Gegenteil ist der Fall: Kinder brauchen keine Berge von Puppen, Autos, Lego und anderen Spielsachen. Denn Kinder können sich stundenlang mit sehr wenig beschäftigen, und dabei muss es noch nicht mal Kinderspielzeug sein. Besonders unvorgefertigtes Spielzeug regt die Fantasie an. Und auch Pausen und Langeweile müssen Sie nicht für Ihr Kind überbrücken, denn in diesen Leerräumen kann sich Fantasie überhaupt erst entfalten.

Fantasie

Vorlesen

Ebenso verhält es sich auch beim Vorlesen. Anders als bei einem Film können Kinder hierbei ihre eigenen Bilder im Kopf entwickeln und sich in ihrer Fantasie austoben. Bevor Sie also mit Ihrem Kind z. B. ‚Pippi Langstrumpf' als Film ansehen, lesen Sie das Buch von Astrid Lindgren vor. Versuchen Sie Ihrem Kind regelmäßig vorzulesen und entwickeln Sie ein Ritual daraus, beispielsweise immer am Abend zu einer festen Zeit. Nutzen Sie diese ruhigen Momente auch, um Nähe zu Ihrem Kind herzustellen. Kuscheln Sie sich aufs Sofa und legen Sie los!

Die Wichtigkeit von Selbstkontrolle und Verantwortungsübernahme

Im Grundschulalter haben viele Eltern das Gefühl, dass ihr Kind selbstständig genug sei und sie nicht mehr gebraucht werden. Das ist aber falsch! Ihr Kind braucht Sie auch noch über das Grundschulalter hinaus. Je nach Alter braucht es mehr oder weniger Unterstützung, weil es die Konsequenzen seines Handelns noch nicht einschätzen kann.

Deshalb ist besonders wichtig, dass Ihr Kind mit der Zeit lernt, selbstbestimmte und verantwortungsvolle Entscheidungen zu treffen. Für einen medienmündigen Umgang sind daher zwei Fähigkeiten besonders maßgebend:

- **Selbstkontrolle**
- **Verantwortung tragen**

Selbstkontrolle und Verantwortungsübernahme

Diese beiden Eigenschaften lernt Ihr Kind nicht nur im direkten Umgang mit Medien, sondern vielmehr im alltäglichen Leben. Wenn Ihr Kind beispielsweise unbedingt ein Eis haben will, Sie es aber jetzt nicht angebracht finden, dass es ein Eis bekommt, weil Sie z.B. auf dem Weg zum Supermarkt sind, kann es zu heftigem Widerstand von Seiten Ihres Kindes kommen. Erklärungen führen meist zu keiner Beruhigung, stattdessen bekommt Ihr Kind einen Wutanfall. In diesen Momenten ist Nachgeben Ihrerseits jedoch nicht die Lösung für das Problem, auch wenn es für Sie in dieser Situation leichter wäre, dem Wunsch Ihres Kindes nachzugeben. Solche Konfliktsituationen kommen immer wieder mal vor und Ihr Einlenken hilft Ihrem Kind keineswegs, mit diesen Situationen umzugehen. Denn Ihr Kind muss lernen, seine Bedürfnisse zu kontrollieren und ihnen nicht einfach nachzugeben.

Selbstkontrolle

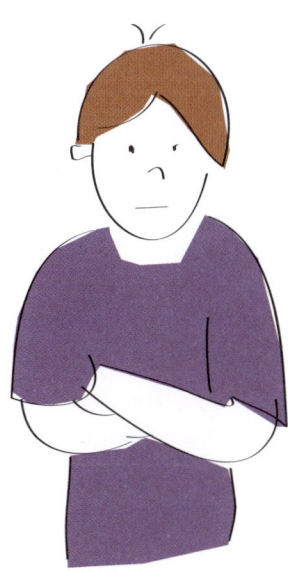

Bereits im Alter von 3 Jahren machen Kinder Erfahrungen in Bezug auf die Selbstkontrolle. Diese gehäuft vorkommenden Wutanfälle in diesem Alter werden als Trotzphase bezeichnet. In dieser Phase handelt es sich jedoch nicht um ein bloßes Trotzverhalten Ihres Kindes, wenn es sofort das Eis haben will. Es will Sie nicht ärgern, es kann nur einfach nicht verstehen, warum es denn kein Eis essen kann, während Sie einkaufen. In dieser Entwicklungsstufe ist für Kinder das, was sie sich in den Kopf gesetzt haben, bereits Wirklichkeit geworden. Es empfindet das NEIN von Ihnen so, als ob Sie das Eis, das es gedanklich ja schon genüsslich isst, wieder wegnehmen. Kindern fällt es schwer, sich von ihren Bedürfnissen zu lösen oder sie aufzuschieben. Deshalb ist der Bedürfnisaufschub ein ganz wichtiger Entwicklungsschritt!

frühe Erfahrungen

Selbstkontrolle lernt Ihr Kind nur, wenn Sie konsequent handeln!

nicht einfach aufgeben

Zur Ausbildung der Selbstkontrolle gehört auch, nicht einfach aufzugeben. Lassen Sie nicht zu, dass Ihr Kind immer wieder Dinge einfach so abbricht. Natürlich soll es Spaß an den Tätigkeiten haben, die es macht. Doch wenn es angefangen hat, etwas zu basteln, dann sollte es auch zu Ende gebracht werden. Spornen Sie Ihr Kind an und seien Sie ihm auch ein gutes Vorbild und bringen selbst Angefangenes zu Ende. Vielleicht helfen Sie Ihrem Kind auch und basteln beispielsweise den Drachen gemeinsam zu Ende. Wenn Sie den Drachen dann fliegen lassen, wird Ihr Kind neben einem schönen Erlebnis mit Ihnen auch stolz darauf sein, etwas geschafft zu haben. Und es wird merken, was für ein gutes Gefühl es ist, am Ende ein tolles Ergebnis in den Händen zu halten.

Alles was Freude macht und bis zum Ende durchgehalten wird, fördert die Selbstkontrolle von Kindern.

Die Mutter von Lars erzählt: *„Bis zur Grundschule hatten wir es ja ganz gut hinbekommen, dass Lars kaum fernsah. Ein Fernseher war nicht präsent und damit auch kein Thema für Lars. Hilfreich war sicherlich, dass wir selber selten fernsehen. Aber jetzt geht Lars seit fast einem Jahr zur Schule. Dort hat er Freunde kennengelernt, mit denen er sich nachmittags trifft. Wenn er zu Besuch bei einem Freund ist, sehen sie dort oft und lange fern. Lars will dann auch zu Hause immer mehr fernsehen und wird bockig, wenn wir es ihm verbieten."*

Medienumgang

Dieses Beispiel kommt Ihnen vielleicht bekannt vor. Es ist klar, dass sich gerade Kinder im Grundschulalter leicht von dem Fernseher und auch vom Computer anziehen lassen, besonders wenn ihre Freunde keine Regeln im Umgang mit Medien gesetzt bekommen. Kinder in diesem Alter haben noch keine ausgereifte Selbstkontrolle. Deshalb braucht Ihr Kind gerade in Bezug auf seinen Medienkonsum klare Regeln. Im Grundschulalter spricht auch nichts gegen einen gemeinsamen Filmabend. Dennoch sollten Bildschirmmedien auf keinen Fall im Kinderzimmer aufgestellt werden. Auch in diesem Alter können sich Kinder noch nicht eigenverantwortlich den Umfang ihres Konsums einteilen.

Selbstkontrolle und Verantwortungsübernahme

Nach der Grundschulzeit sind je nach Alter klare Nutzungszeiten hilfreich. Hier ist neben der Selbstkontrolle auch die Verantwortungsübernahme der zweite wichtige Aspekt für Medienmündigkeit. Je älter Ihr Kind wird und je vernünftiger es sich im Umgang mit den Medien zeigt, desto mehr Eigenverantwortung kann es für seinen Medienkonsum übernehmen. Kinder können auch in anderen Bereichen des Familienlebens kleine Aufgaben erledigen, für die sie verantwortlich sind, z. B. den Tisch decken, beim Aufräumen helfen oder die Haustiere füttern. Als Eltern müssen Sie natürlich immer ein Auge auf die übertragenen Aufgaben haben. Ihr Kind lernt so nicht nur Verantwortungsübernahme, sondern fühlt sich auch anerkannt, ganz besonders, wenn es für sein Tun gelobt wird.

Verantwortung

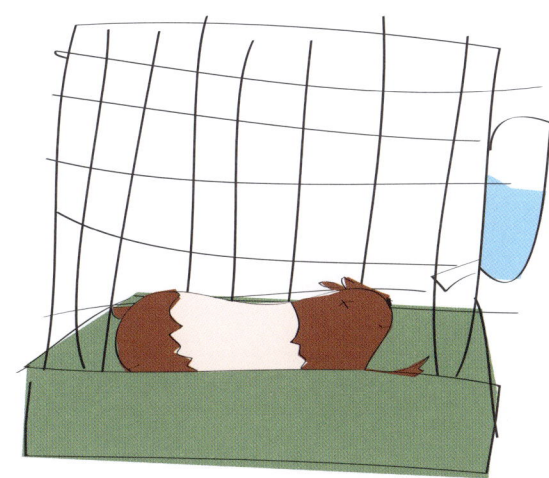

Selbstkontrolle und Verantwortungsübernahme sind wichtige Voraussetzungen für einen mündigen Umgang mit Bildschirmmedien. Die wichtigsten Vorbilder sind Sie als Eltern.

Führen Sie Ihr Kind langsam an den verantwortlichen Umgang mit Medien heran. Geben Sie die Zeiten zunächst vor. Später können die Nutzungszeiten zunehmend eigenverantwortlicher gestaltet werden. Beispielsweise hat Ihr Kind dann ein Wochenkontingent von fünf Stunden, das es sich selbst einteilen kann. Durch eine langsame Übernahme von Verantwortung, nicht nur im Bereich der Medien, und die gelernte Selbstkontrolle ist es unwahrscheinlicher, dass Ihr Kind sich in der Welt der Medien verliert.

mit dem Alter wachsen die Kompetenzen

Setzen Sie die Medien nie als Belohnung oder Strafe ein, da diese dann einen zu hohen Stellenwert bekommen.

neugierig auf die Welt

Ebenso wie im Kleinkindalter gilt es auch bei älteren Kindern, die Neugierde auf die reale Welt zu fördern. Besonders wichtig sind auch in diesem Alter Kontakte zu Gleichaltrigen, für die Zeit eingeplant werden sollte. Unterstützen Sie als Eltern auch die Interessen Ihres Kindes und zeigen ihm zugleich auch Neues. Werden Sie aber nicht zum Unterhalter Ihres Kindes. Ebenfalls wichtig für eine gesunde Entwicklung ist nämlich auch, mit Geduld und Langeweile umgehen zu können. Besonders Kinder, die in ihrer Freizeit hauptsächlich zwischen Fernseher, tragbarer Konsole und Computer hin- und herwechseln, können Langeweile nicht ertragen. Sie brauchen ständig neue auf sie einprasselnde Reize und kommen nie zur Ruhe.

Geduld und Langeweile

Wenn Ihr Kind rumnörgelt, dass es nicht weiß, was es machen soll, dann bespaßen Sie es nicht gleich. Überlegen Sie gemeinsam, was es machen könnte. Aber geben Sie nur kleine Anregungen, denn aus Langeweile erwachsen Fantasie und Kreativität.

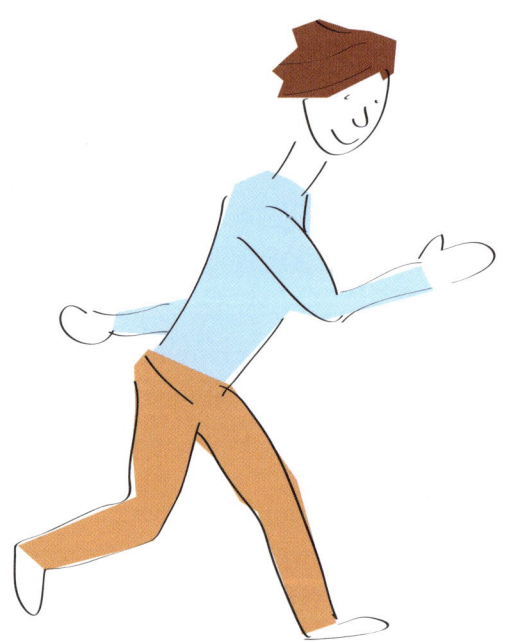

Bewegung ist wichtig. Vielleicht hat Ihr Kind Lust, eine Sportart auszuüben. Bewegung lässt sich aber auch gut in den Alltag integrieren, z. B. können Sie mit Ihrem Kind mit dem Fahrrad in den Kindergarten oder zur Schule fahren. Nicht nur die Fitness wird durch Sport und Bewegung gefördert, sondern Kinder können gerade beim Sport Grenzerfahrungen machen, Sozialkontakte pflegen und sich auch einfach mal auspowern.

Wichtig sollten auch weiterhin Familienerlebnisse sein, ein gemeinsamer Spielenachmittag, Vorleserunden oder auch ein Filmabend. Solche besonderen Momente schweißen die Familie zusammen und tun der Eltern-Kind-Beziehung gut. Beim Wandern oder Kochen können Kinder zusätzlich ihre Selbstwirksamkeit erfahren, was ihnen zeigt, dass ihr Tun auch einen Sinn hat. Ein besonderer Ansporn bleibt auch in diesem Alter das Lob und die Anerkennung von Seiten der Eltern.

Hilfe, die Pubertät! – Wie Eltern ihre ‚Großen' verstehen können und mit ihnen im Kontakt bleiben

Mit dem Eintritt in die Pubertät, etwa ab dem 12. Lebensjahr, haben Eltern oft das Gefühl, ihre Kinder nicht mehr zu verstehen. Sie hatten doch die ganzen Jahre so ein gutes Verhältnis und nun mag das Kind nicht mehr an den gemeinsamen Familienausflügen teilnehmen und ist überwiegend in seinem Zimmer. Zunächst sollten Eltern wissen, dass dieses Verhalten typisch ist. Die Freunde und auch der Kontakt zum anderen Geschlecht rücken in den Mittelpunkt für Jugendliche. Ihr Körper verändert sich und die Hormone spielen verrückt. Mit diesen Dingen müssen die Heranwachsenden zurechtkommen, hinzu kommen die Schule, Hobbys und das Streben nach Selbstständigkeit.

Abschotten

Für Eltern ist die Pubertät sicherlich nicht leicht. Für Jugendliche jedoch ebenfalls nicht. Das sollten Sie als Eltern im Umgang mit Ihrem heranwachsenden Kind berücksichtigen!

Immer mehr kollidieren in diesem Alter die Autonomiebestrebungen der Jugendlichen mit den elterlichen Vorstellungen, beispielsweise bei Hobbys, der Auswahl der Freunde und den schulischen Leistungen. Nicht selten ruft die unterschiedliche Prioritätensetzung Konflikte hervor, ebenso wie der Umgang mit Computer, Internet und Handys bzw. Smartphones.

Erziehung zur Medienmündigkeit

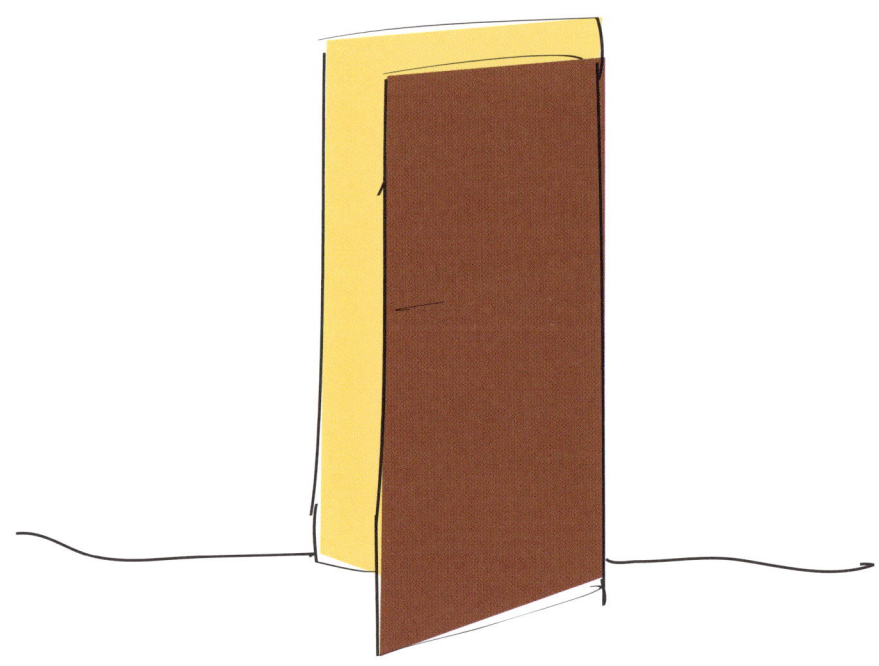

Vorbedingungen

Für einen selbstbestimmten Medienumgang sind die Jahre vor der Pubertät eine wichtige Grundlage. Wenn Kinder umfassende Sinneserfahrungen erlernt, ein Interesse an der Welt vermittelt bekommen, gute Beziehungen zu Eltern und Freunden sowie Selbstkontrolle erlebt haben, ist es wahrscheinlicher, dass sie auch in der Pubertät selbstbestimmt mit Medien umgehen können.

Als Eltern müssen Sie ein Gleichgewicht herstellen zwischen einer weiteren Unterstützung im selbstbestimmten Umgang mit Medien und der Bewahrung vor einer exzessiven Nutzung.

Identitätsbildung

Diese Balance herzustellen, ist in der Pubertät besonders deshalb so schwer, weil Jugendliche nun als Erwachsene gesehen und behandelt werden wollen. Streits werden heftiger und emotionaler geführt. Als Eltern sollten Sie diese Auseinandersetzungen jedoch nicht scheuen, auch wenn sie kräftezehrend sind. So komisch wie es klingen mag, aber die Auseinandersetzung zwischen Ihnen und Ihrem heranwachsenden Kind sind wichtig für seine Identitätsbildung und Persönlichkeitsreifung. Regeln werden neu verhandelt und Sie als Eltern geben Ihrem Kind hilfreiche Orientierung. Wichtig sind nach diesen Auseinandersetzungen auch die Momente, in denen in Ruhe nochmal über alles gesprochen wird und die Fronten wieder aufgehoben werden.

Hilfe, die Pubertät!

Auseinandersetzungen sind für beiden Seiten sehr anstrengend und emotional belastend, aber Sie bleiben als Eltern mit Ihren Kindern in Kontakt! Auseinandersetzungen zu vermeiden, führt zu einer Entfremdung zwischen Eltern und Kindern.

Neben den konstruktiven Auseinandersetzungen brauchen Jugendliche weiterhin Anerkennung und Lob. Auch wenn Sie nicht immer den gleichen Geschmack haben, erkennen Sie an, was Ihr Kind macht, und interessieren Sie sich für seine Hobbys. Das Interesse am Jugendlichen ist besonders mit Blick auf Computer und Internet wichtig. Denn wenn die Anerkennung durch Eltern, Lehrer und Freunde fehlt, suchen sich Jugendliche oft einen Ausgleich für diesen Mangel in Computerspielen und Chatforen.

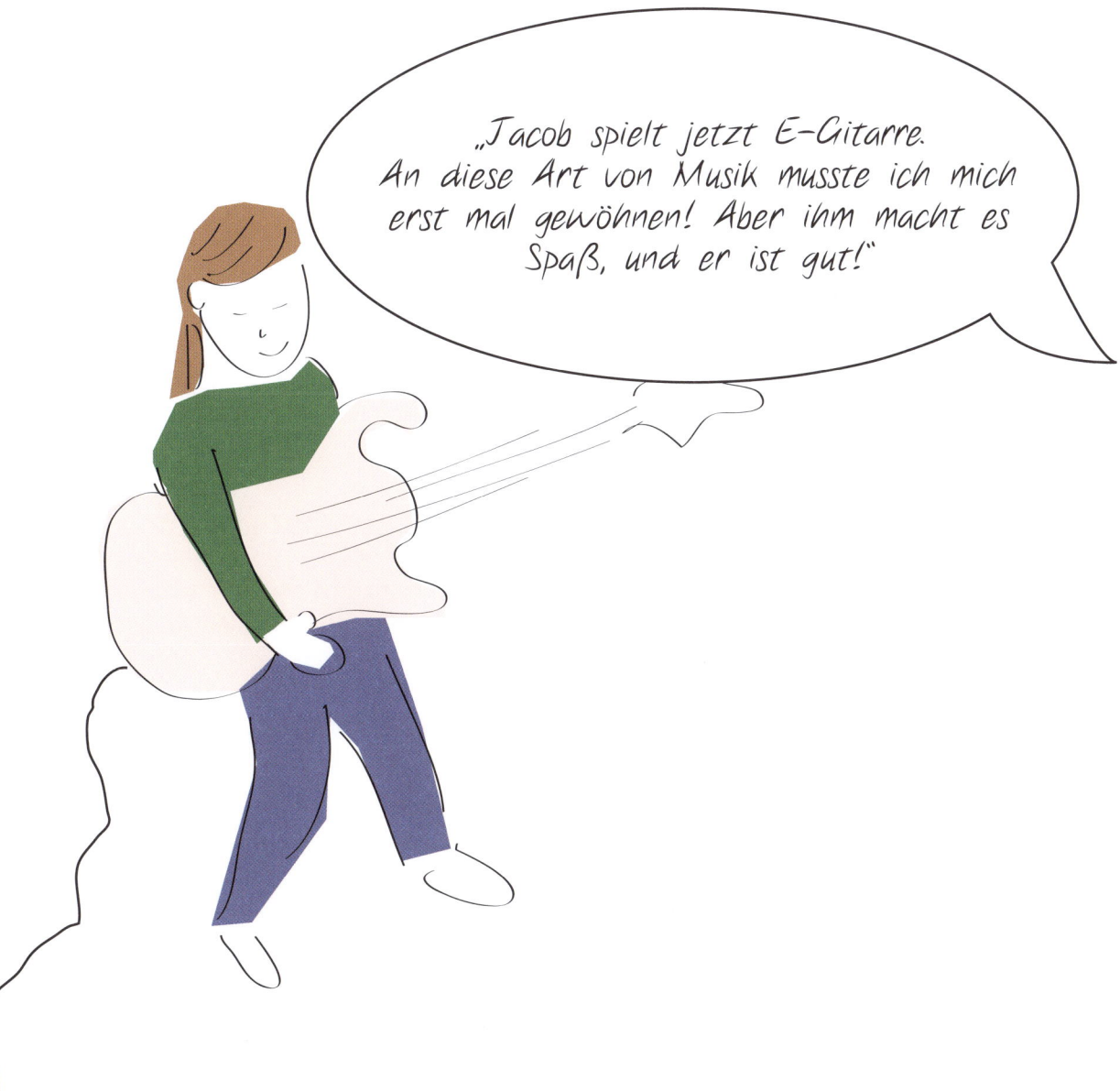

Hartmut erzählt von seinem Sohn Leon: *„Als Leon noch klein war, haben wir immer viel miteinander unternommen. Wir sind zum Angeln gefahren, früh am Samstagmorgen. Wir haben die Gartenarbeit zusammen erledigt und sind als Fußballfans auch zu einigen Spielen gegangen. Als Leon dann dreizehn wurde, änderte sich alles. Er war oft schlecht gelaunt und verzog sich immer öfter in sein Zimmer. Wir stritten auch viel mehr, oft ging es dabei um längere Ausgehzeiten und die Nutzung des Familiencomputers. Irgendwann war es mir dann zu bunt und ich habe mit Leon gesprochen, dass wir über seine Bedürfnisse doch reden könnten und eine Lösung finden würden. Ich habe richtig gemerkt, wie sehr sich Leon darüber gefreut hat, dass ich ihn direkt auf die Sachen angesprochen habe. Ich glaube, er fühlte sich dadurch ernst genommen. Er ist ja auch kein Kind mehr und muss lernen, eigene Entscheidungen zu treffen. Ich werde ihn dabei unterstützen."*

Halt und Freiräume

In der Pubertät brauchen Jugendliche Halt und Orientierung von ihren Eltern und zugleich Freiräume, in denen sie selbst bestimmen können. Als Eltern sollten Sie im guten Kontakt mit Ihrem Kind sein, ohne es zu stark zu kontrollieren. Überrumpeln Sie es deshalb nicht mit Ihren gut gemeinten Tipps, sondern lassen Sie Ihrem heranwachsenden Kind stets die Möglichkeit, auch eigene Entscheidungen zu treffen. Nur wenn Jugendliche ihre Eltern als Orientierung und Vertrauenspersonen, die ihnen auch Verantwortung übertragen, erleben, können sie sich zu selbstbewussten Erwachsenen entwickeln. Diese Bedingungen gelten für alle Lebensbereiche, auch für den selbstbestimmten Umgang mit Medien.

realweltliche Erfahrungen

Zeigen Sie Ihrem Kind auch im Jugendalter Möglichkeiten, in der realen Welt Erfahrungen zu machen. Es ist wichtig für die Heranwachsenden, mit den Veränderungen ihres Körpers umgehen zu können und sich auch an anderen zu messen. Diese Erfahrungen werden jedoch in der realen Welt gemacht und nicht primär vor dem Computer.

Jugendliche brauchen Hobbys, Kontakt zu Gleichaltrigen und Situationen, in denen sie auch mal Grenzerfahrungen machen. Ein Ausflug in den Klettergarten stärkt hier beispielsweise das Selbstwertgefühl und auch die Selbstsicherheit.

Hilfe, die Pubertät!

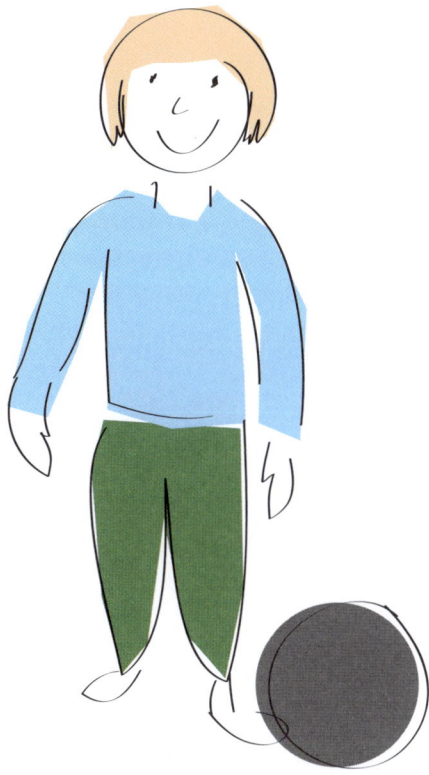

Eltern sind immer Vorbild für ihre Kinder, sei es beim Umgang mit Medien oder bei der Freizeitgestaltung. Zeigen Sie Alternativen zum Fernsehen oder Computerspielen. Bei gemeinsamen Spaziergängen kann wunderbar geplaudert werden und ein Spieleabend macht nicht nur Ihren Kindern Spaß, auch wenn sich Jugendliche von solchen Familienereignissen gerne zurückziehen. Bei einem guten Familienklima werden sie zwar nicht mehr so oft wie früher, aber wenigstens ab und zu die Zeit mit Ihnen verbringen und genießen. Deshalb ist es wichtig, dass Sie sich für Ihr Kind Zeit nehmen, damit es sich geachtet fühlt. Vereinbaren Sie einen Tag in der Woche, an dem Sie etwas gemeinsam unternehmen.

Zeit nehmen

Indem Sie gemeinsam mit Ihrem heranwachsenden Kind die Regeln für die Nutzung des Computers, Handys und Fernsehers besprechen, helfen Sie ihm, Verantwortung zu übernehmen und verbindliche Entscheidungen zu treffen. Wichtig ist, dass Eltern und Jugendliche miteinander reden. Das gilt auch für die Inhalte des Internets. Informieren Sie sich gemeinsam über Gefahren des Internets, beispielsweise darüber, keine personenbezogenen Daten ins Netz zu stellen. Es sollte auch darüber gesprochen werden, dass nicht jeder, mit dem man im Internet chattet, gleich als bester Freund angesehen werden kann. Reden Sie darüber, wie mit der Privatsphäre auch in sozialen Netzwerken umgegangen werden sollte. Erlernen Sie gemeinsam eine kritische Bewertung des im Internet abrufbaren Wissens.

Erziehung zur Medienmündigkeit

> *Klare Regeln für die Mediennutzung im Jugendalter:*
>
> Fernseher und Computer gehören nicht ins Jugendzimmer, sondern in einen für alle zugänglichen Raum.
>
> Beteiligen Sie Ihr Kind an der Erstellung der Nutzungszeiten, diskutieren Sie über die Zeiten und finden gemeinsam einen Kompromiss zwischen Ihren Vorstellungen und denen Ihres Kindes.
>
> Die für die Woche vereinbarte Zeit kann sich der Jugendliche selbst einteilen. Sprechen Sie auch Ausnahmesituationen, z. B. für das Wochenende, ab.
>
> Legen Sie von Anfang an Konsequenzen fest, wenn die Zeit überschritten wird und Hobbys und häusliche Pflichten vernachlässigt werden.

Die Mediennutzung ist entscheidend von der Entwicklungsphase des Kindes oder Jugendlichen abhängig. Beim kleinen Kind sind klare Regeln, die von den Eltern festgelegt werden, und Kontrolle richtig und wichtig. Der Jugendliche wird das als Bevormundung empfinden und muss lernen, zunehmend eigenverantwortlich zu handeln.

Literaturverzeichnis

Für eine tiefer gehende Beschäftigung mit den hier behandelten einzelnen Problemfeldern und Präventionsmaßnahmen möchten wir Sie auf folgende Literatur hinweisen:

Bleckmann, Paula: Medienmündig, Stuttgart 2012.

Farke, Gabriele: Gefangen im Netz? Onlinesucht: Chats, Onlinespiele, Cybersex, Bern 2011.

Frölich, Jan; Lehmkuhl, Gerd: Computer und Internet erobern die Kindheit. Vom normalen Spielverhalten bis zur Sucht und deren Behandlung, Stuttgart 2012.

Grüsser, Sabine M.; Thalemann, Ralf: Computerspielsüchtig? Rat und Hilfe, Bern 2006.

Möller, Christoph: JUGEND SUCHT, ehemals Abhängige berichten. Stuttgart 2009.

Möller, Christoph (Hrsg.): Internet und Computersucht. Ein Praxishandbuch für Therapeuten, Pädagogen und Eltern, Stuttgart 2012. Daraus insbesondere:

- Bleckmann, Paula; Mößle, Thomas; Rehbein, Florian; Pfeiffer, Christian: Der Einfluss der Medien auf die Schulleistung, S. 68–76.

- Buermann, Uwe: Erziehung zur Medienkompetenz, S. 242–252.

- Freitag, Tabea: Internet-Pornografiekonsum bei Jugendlichen – Risiken und Nebenwirkungen, S. 157–172.

- Hüther, Gerald: Der Einfluss der Medien- und Computernutzung auf die Entwicklung des kindlichen und jugendlichen Gehirns, S. 31–41.

- Jukschat, Nadine; Mößle, Thomas; Rehbein, Florian; Zenses, Eva-Maria: Epidemiologische Daten zur Medien- und Computernutzung bei Kindern und Jugendlichen, S. 21–30.

- Möller, Christoph: Ambulante und stationäre Behandlung mediensüchtiger Jugendlicher – Das Beispiel von „Teen Spirit Island", Hannover, S. 207–217.

- Möller, Christoph; Hornemann, Emilia: Entwicklungsfördernde Elemente – Überlegungen aus psychologisch-ärztlicher und pädagogischer Sicht und konkrete Anregungen bei Mediensucht, S. 264–278.

- Mößle, Thomas; Rehbein, Florian; Roth, Christina; Pfeiffer, Christian: Gewalt und Medien, S. 45–54.

- Pfeiffer, Regine: Hochprozentiges für Kinder, Jugendliche und Erwachsene – Das Abhängigkeitspotenzial von Online-Rollenspielen und Browserspielen, S. 131–156.

- Spitzer, Manfred: Entwicklungspsychopathologische Aspekte der Medien- und Computersucht, S. 79–89.

- Vukicevic, Andrija; te Wildt, Bert T.: Diagnostik der Internet- und Computerspielabhängigkeit, S. 99–114.

Pieschl, Stephanie; Porsch, Torsten: Schluss mit Cybermobbing! Das Trainings- und Präventionsprogramm „Surf-Fair", Weinheim 2012.

Spitzer, Manfred: Digitale Demenz. Wie wir uns und unsere Kinder um den Verstand bringen, München 2012.

Ders.: Vorsicht Bildschirm! Elektronische Medien, Gehirnentwicklung, Gesundheit und Gesellschaft, Stuttgart 2005.

Internetquellenverzeichnis

KIM-Studie: http://www.mpfs.de/index.php?id=462 (17.10.2012)

JIM-Studie: http://www.mpfs.de/index.php?id=276 (17.10.2012)

http://www.bzga.de/infomaterialien/suchtvorbeugung/online-sein-mit-mass-und-spass/ (17.10.2012)

http://www.bitkom.org/files/documents/BITKOM_Studie_Jugend_2.0.pdf (17.10.2012)

http://www.kfn.de/versions/kfn/assets/Virtuelle%20Welten.pdf (17.10.2012)

www.aktiv-gegen-mediensucht.de

www.rollenspielsucht.de

Dank

An dieser Stelle möchten wir uns herzlich bei Frau Hornemann für ihre inhaltlichen Anregungen sowie bei Frau Dr. Bleckmann für die kritische Durchsicht des Manuskriptes bedanken.

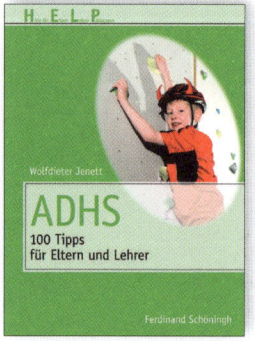
2011. 184 Seiten, zahlr. Abb., kart.
ISBN 978-3-506-77231-2

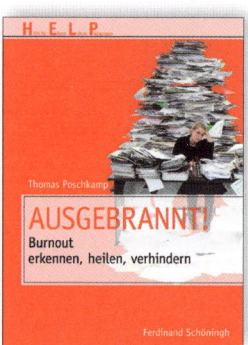
2011. 100 Seiten, zahlr. Abb., kart.
ISBN 978-3-506-77201-5

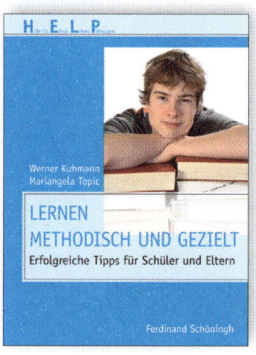
2012. 116 Seiten, zahlr. Abb., kart.
ISBN 978-3-506-77182-7

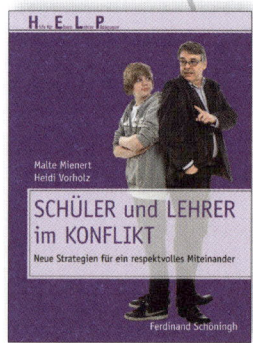
2011. 122 Seiten, zahlr. Abb., kart.
ISBN 978-3-506-77181-0

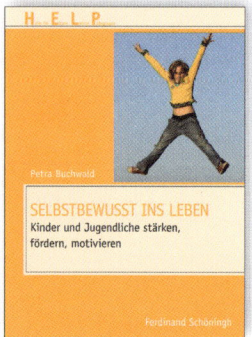
2012. 112 Seiten,
durchg. vierfarbig, zahlr. Abb., kart.
ISBN 978-3-506-77635-8

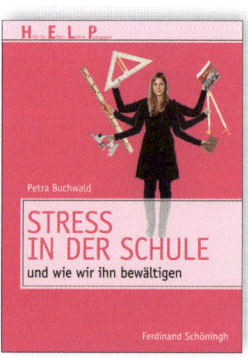
2011. 112 Seiten, zahlr. Abb., kart.
ISBN 978-3-506-77173-5

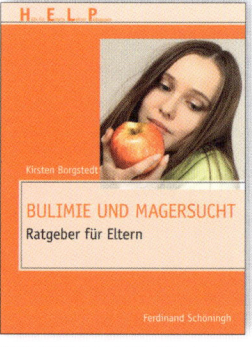
2013. 112 Seiten, zahlr. Abb., kart.
ISBN 978-3-506-77351-7

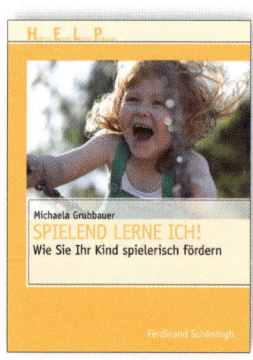
2012. 112 Seiten, zahlr. Abb., kart.
ISBN 978-3-506-77197-1